心血管介入治疗精要

刘鸿涛 著

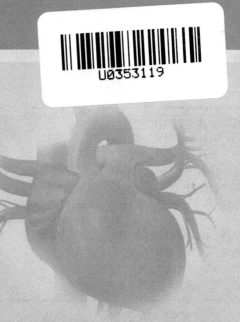

吉林科学技术出版社

图书在版编目（CIP）数据

心血管介入治疗精要 / 刘鸿涛著. -- 长春：吉林
科学技术出版社, 2018.4（2024.1重印）
ISBN 978-7-5578-3874-4

Ⅰ. ①心… Ⅱ. ①刘… Ⅲ. ①心脏血管疾病—介入性
治疗 Ⅳ. ①R540.5

中国版本图书馆CIP数据核字(2018)第075554号

心血管介入治疗精要

出 版 人　李　梁
责任编辑　孟　波　孙　默
装帧设计　孙　梅
开　　本　787mm×1092mm　1/32
字　　数　159千字
印　　张　5.5
印　　数　1-3000册
版　　次　2019年5月第1版
印　　次　2024年1月第2次印刷

出　　版　吉林出版集团
　　　　　吉林科学技术出版社
发　　行　吉林科学技术出版社
地　　址　长春市人民大街4646号
邮　　编　130021
发行部电话/传真　0431-85635177　85651759　85651628
　　　　　　　　　85677817　85600611　85670016
储运部电话　0431-84612872
编辑部电话　0431-85635186
网　　址　www.jlstp.net
印　　刷　三河市天润建兴印务有限公司

书　　号　ISBN 978-7-5578-3874-4
定　　价　38.50元

前　　言

　　近年来,心血管疾病的发病率越来越高,严重威胁着人们的生命健康。但随着介入治疗的飞速发展,极大的缓解了患者的痛苦并改善了预后。介入技术是近十年来逐渐兴起的有效的治疗方法,具有创伤小,操作简便,介入部位准确的优点。本书编者参考国内外的最新研究进展、结合多年的临床实践经验,编写了这本《心血管介入治疗精要》。

　　本书从心脏解剖、常用介入技术、经皮冠状动脉介入治疗、周围动脉疾病的介入治疗、先天性心脏病的介入治疗、心房颤动的消融治疗、心房扑动的消融治疗等方面介绍了常见心血管疾病的介入治疗。本书从基础入手,深入浅出、要点明确、方便实用。

　　由于编者编写经验有限、时间仓促,书中若存在不足之处,恳请各位读者及同行提出宝贵意见。

目　　录

第一章　心脏解剖

第一节　概论

一、心脏的位置及与周围结构的关系

一般情况下,心脏位于下纵隔,横径的1/3位于中线右侧,2/3位于中线左侧。心底平面由左上斜向右下,心尖位于左季肋部后。从心尖沿心脏长轴观察,心脏近三棱锥形,有三个面,两个缘,前面紧贴胸壁为胸肋面,位于前面的坚固胸骨,在钝性损伤时对心脏有保护作用。下面紧贴膈肌为膈面,范围较大。心脏后面主要由左心房后壁构成,其后为食管、支气管分叉和进入两肺有左右支气管。前面和膈面以锐角相连形成右侧的锐缘为右心室,左下方,前面和膈面以弧形相连形成的钝缘是左心室。

心脏左、右两侧均被胸膜覆盖。右侧胸膜覆盖心脏右侧,接近正中线,而左侧胸膜折返远离正中线,左胸前到中线约5cm左右范围内无肺组织覆盖,称为心脏裸区,也叫心前切迹。

二、心包和心包返折

心包腔为一密闭的囊腔,囊壁由纤维组织构成。整个心包腔将心

脏及大血管的起始部包盖,贴在心脏及大血管表面的心包称为脏层心包,未与大血管直接接触的称为壁层心包,脏层与壁层心包之间即为心包腔,腔内有少量心包液,可在心脏跳动时起润滑作用。整个心包呈圆锥形,底部坐落在膈肌上面。心包的返折均在心脏的大血管起始部和左房后壁的一小部分,而整个心尖完全包埋在心包内,因而心包腔的绝大部分都在心尖部,这对心脏搏动十分有利。

心包内有两个可辨别的隐窝,第 1 个为横窦,其前方为主动脉和肺动脉干的后面,后方为右肺动脉的前面;第 2 个为斜窦,位于左心房后面,围以肺静脉和下腔静脉周围形成的心包返折。心包返折在心脏外科有重要意义,心脏直视手术时可于横窦钳夹阻断升主动脉和主肺动脉。当缩窄性心包炎施行心包部分切除术时,心尖和心膈面的游离范围应接近斜窦。手术中需要显露心脏后壁如不停跳冠脉旁路术时以纱带置于心包斜窦中可提供牵拉以利显露。

三、纵隔神经及其与心脏的关系

迷走神经和膈神经沿纵隔下降,与心脏关系密切。膈神经经胸腔人口进入,位于前斜角肌的前面,紧靠胸廓内动脉之后。右侧膈神经行走于上腔静脉的外侧面,在体外循环静脉插管前游离上腔静脉时,注意不要损伤。膈神经在肺门前方自上而下紧贴心包的外壁行走,到达膈肌后分散成小分支进入膈肌。如有左上腔静脉,左侧膈神经直接行走于左上腔静脉的外侧面,在肺门前方紧贴心包的外壁下行。迷走神经在膈神经后方进入胸腔,到达肺门上缘即分散人肺门内。迷走神经走行过程叫喉返神经,右侧喉返神经自右锁骨下动脉绕过,左侧喉返神经则于动脉导管韧带远侧绕过主动脉弓下缘,然后向上到达喉部。在食管手术和动脉导管手术时应慎防损伤喉返神经。

四、心脏与大血管的关系

1.右心房　右心房壁薄，表面光滑。右心耳短小，呈三角形，基底部宽大，其上缘与上腔静脉交界处有窦房结，为心搏起点所在处。右心房内面有界嵴，自上腔静脉入口的前面伸至下腔静脉入口的前面。右心房后壁为房间隔，与左心房相隔。近房间隔的中部有一卵圆形的浅凹陷，除下缘外，周围有增厚的嵴缘，称为卵圆窝。卵圆窝的前上缘可能有未闭的小裂口与左心房相通，称为卵圆孔未闭。

三尖瓣孔或右房室孔位于右心房内面的前下部，正常瓣孔可容纳三指尖。上腔静脉开口处无瓣膜。下腔静脉与上腔静脉并不位于同一直线上，下腔静脉入口指向卵圆窝。在胚胎时期，下腔静脉入口的前面有极大的右静脉窦，其基底大部分沿界嵴附着，有引导胎儿血流由下腔静脉通向卵圆孔的功能。胎儿出生后，瓣膜退化，遗留在下腔静脉入口前面，称为下腔静脉瓣。有时此瓣仍遗留。在下腔静脉入口的内上方，与三尖瓣孔之间，有冠状窦口，可容一指尖插入。其边缘往往有一薄膜，来自胚胎时期的右静脉瓣，称为冠状窦瓣。冠状窦口是房间隔上的一个重要解剖标志，因为它处于房室结的后方约 0.5cm 距离。自房室结起，有房室传导束（或 His 束）沿房室纤维环上方横行于房间隔右面。如房间隔缺损属于原发孔型，其下界为房室环平面，在二尖瓣和三尖瓣环之上极易损伤传导束。冠状窦亦是确认房间隔缺损类型的最明确标志，当房间隔缺损位于冠状窦后可确认为继发孔型缺损，反之缺损位于冠状窦前则可确认为原发孔型缺损。

2.右心室　右心室主要由两个部分构成，一个流入道，为右心室的体或窦部，另一个是流出道，为右心室的漏斗部。

右心室漏斗部的上界为肺动脉瓣，下界为室上嵴，其内壁光滑。漏斗部的后壁较薄，紧贴于主动脉根部的前壁。手术治疗法洛四联症，切除漏斗部后壁肥厚的肌肉和纤维瘢痕组织时，最好以手指通过室间隔缺损,垫在主动脉根部,以免剪穿此处而伤及主动脉。在右心室作切口时,可先自漏斗部或右心室流出道开始切进,再向下延伸尽量不超过5~6cm。切口下端应偏向内侧,以免切断附着于前方的前乳头肌。

肺动脉瓣由三个半月瓣组成。前瓣略偏左侧,如沿肺动脉前壁作纵行正中切口,其下端必达前瓣和右瓣的交界。肺动脉瓣环是处于肺动脉主干和右心室流出道肌壁之间的一个境界不清楚的构造,主要由肺动脉根部和肺动脉瓣附着处的纤维组织和右心室壁的肌肉组织构成。

3.*左心房*　左心房的前面有左心耳突出。左心耳的形态变异极多。一般可分为四种类型:①三角形;②S形;③菱形;④虫样形。左心耳一般较右心耳狭长,基底部较窄。在左心耳基底部,心房壁往往较薄。如心耳基底过分狭窄,手指勉强伸入,分离二尖瓣时所用力量向心室方向推进,往往使左心耳内侧基底部裂开,裂口向冠状动脉沟方向伸展,引起严重出血。

左心房壁较右心房壁厚得多。左心房内壁平滑,其后壁有四孔,左、右各二,为肺静脉的入口。房间隔面上有一处较不平整的地方是胎儿期卵圆孔瓣所在处。有时遗留一未闭的狭小口。二尖瓣孔位于左心房的下部,与心耳基底部颇近,可容纳两指通过。二尖瓣由大瓣和小瓣组成亦前瓣和后瓣。大瓣位于前内侧靠主动脉的一边,而小瓣位于后外侧。前外交界对准左腋前线方向,而后内交界对准脊柱右缘。行闭式二尖瓣分离术时,手指应向这些方向施加压力,分离前外交界时,过分的压力可能破损纤维环,将左冠状动脉的旋支撕裂;用右侧途径分离后内交界时,手指所加的压力亦应有所控制,以免戳破房间隔。

4.*左心室*　略呈狭长形,肌壁为整个心脏肌壁的最厚部分,约为右心室肌壁厚度的三倍,二尖瓣在开放时下垂入左心室内,其大瓣基部与主动脉无冠状瓣和左冠状瓣之间的垂幕状组织连接,形成一个分隔,划分左心室成为后半部即流入道和前半部即流出道的解剖概念。

室间隔大部分由极厚的肌肉组成,向右心室突出。凹面在左心室。

从心室的横剖面可看到左心室肌壁为一圆筒形,其边界从心脏外面看相当于室间隔沟和后室间沟。室间隔的上部为纤维组织,形成薄膜状,称为室间隔膜部,此隔将主动脉前庭或主动脉瓣下窦与右心房下部和右心室上部隔开。主动脉前庭或主动脉瓣下窦形似管状,壁极光滑,为左心室流出道的主要部分。其前外侧壁为肌肉组织,由邻近的室间隔和心室壁组成;后内侧壁为纤维组织,由二尖瓣大瓣附着部分和有关的室间隔膜部组成。此处可有先天性主动脉瓣下狭窄畸形,形成隔膜状,或呈广泛的肌肉肥大。

主动脉起自左心室的主动脉前庭部,有纤维组织散发成环状嵌入周围组织。主动脉根部有三个膨出处,相当于三个主动脉瓣部位,称为主动脉窦。主动脉瓣呈半月状,故称为半月瓣。当左心室处于舒张期时,三个瓣膜关闭紧密;处于收缩期时,三个瓣膜完全开放,瓣孔呈三角形。在胚胎发育时,主动脉和肺动脉分隔后,主动脉的前面两个瓣正对肺动脉的后面两个瓣,由于动脉干的旋转,主动脉右前瓣几乎转至正前方。为了避免混淆,根据有无冠状动脉开口,统一命名而称为左、右冠状动脉瓣和无冠状动脉瓣。

冠状动脉开口略低于主动脉瓣的游离缘,且瓣孔开放时呈三角形,瓣膜并不紧贴于主动脉壁上。经主动脉切口施行主动脉瓣手术时,为避免撕裂右冠状动脉开口,切口下端需弯向右方,正对无冠状主动脉瓣。

第二节　　心脏相关血管

一、大血管

(一)上腔静脉

成人的上腔静脉约有 7cm 长,靠头侧一半位于心包外,下半段位于心包内。大部分周径为心包所覆盖;其右侧有心包上的膈神经;左侧为升主动脉。因为上腔静脉与升主动脉紧贴,如果有升主动脉瘤存在,可能在早期压迫上腔静脉。奇静脉在上腔静脉的后面注入。上腔静脉入口处无瓣膜。

(二)下腔静脉

在胸腔内的长度很短,仅有 2cm。下端穿过膈肌,上端穿透心包,开口于右心房后壁的下方。进入心房处有一半月形瓣膜,在婴儿很大,但在成人很小。下腔静脉前侧为膈肌,后侧有奇静脉和内脏大神经,外侧有胸膜和膈神经。

(三)肺动脉

肺动脉长约 5cm,直径约有 25cm,位于心包腔内,与升主动脉同为心包所包裹,其根部为左、右心耳所环抱。在主动脉弓下分叉成为左、右两肺动脉,即在此分叉处由动脉导管韧带引向主动脉弓下面,左喉返神经由韧带的左侧绕过。解剖未闭的动脉导管时,在左膈神经和迷走神经间切开胸膜,显露主动脉和肺动脉,必须将左喉返神经解剖清楚,动脉导管和肺动脉衔接处的后外角,组织最薄弱,解剖或牵引时容易撕裂,造成大量出血。

肺动脉主干周围的解剖是:前有心包,后为升主动脉起端和左心房,上为主动脉弓和动脉导管韧带,两侧有冠状动脉和心耳,右侧为升主动脉。右肺动脉比左肺动脉长,但在心包外的部分,左肺动脉较右肺动脉长,位置也较高。在左肺门内左肺动脉位置最高,而在右肺门内支气管最高,右肺动脉较低,分叉较早。因此,施行右锁骨下动脉-肺动脉吻合术,较左侧困难。

(四)主动脉

升主动脉长约 5cm,右侧有上腔静脉,左侧有肺动脉主干。在右侧第 2 肋间处仅有一薄层肺组织覆盖,因而在该处听主动脉瓣音最清楚。升主动脉根部有左、右冠状动脉分出。主动脉弓自胸骨右缘第 2 肋软骨处弯转向后,抵于第 2 胸椎体的左侧。右后方有气管、食管、左喉返神经、胸导管和脊柱;左前方有肺、胸膜、左膈神经、左迷走神经、心脏神经支和上肋间静脉;下方有左支气管、右肺动脉、动脉导管韧带、左喉返神经和心神经丛;上方有无名动脉、左颈总动脉、左锁骨下动脉、胸腺和左无名静脉。

二、冠状动脉

心脏本身由左、右冠状动脉供血。由于冠状动脉主支环绕房室沟以环状或冠状方式行走而称作冠状动脉。

左、右冠状动脉分别起源于主动脉根部的左、右冠状动脉窦。冠状动脉开口可有变异如左冠状动脉的前降支和左旋支可在左冠状窦内有各自的开口。右冠状动脉开口位于右冠状动脉窦内。右冠状动脉变异包括于右冠状动脉窦内发出副冠状动脉或第三冠状动脉,其主要供血区包括右室流出道、肺动脉和主动脉根部。

1.左冠状动脉　左冠状动脉主干亦称为左主干,是冠状动脉中最大的血管,自升主动脉根部左后侧壁发出后行走于左房室沟内。其长约为0.5～2cm,于肺动脉和左心耳之间斜行,该段为肺动脉主干遮盖,其主要两个分支为前降支和左旋支,亦有在此两支之间分出一支中间支。而窦房结动脉由左旋支分支于左心耳下行走向右向上绕上腔静脉并穿过窦房结。

(1)前降支:紧靠肺动脉向前下行走,于前室间沟内较靠近右心室一侧直走至心尖,一般再续行于心尖膈面而止于后室间沟下1/3,最后与膈面的后降支终支吻合。前降支的上1/3有时埋在浅层心肌内亦即所谓"心肌桥"。在冠状动脉造影时可观察到收缩期动脉腔有显著缩小。

左前降支下行时发出对角支,分布于左心室前壁,其后面则发出穿膈支供血至前2/3的室间隔及心尖区,此外前降支亦向室间沟附近的右心室前壁以及左心室前乳头肌的大部分及左右束支供血。

(2)对角支：主要分布于左心室前壁，多数情况下可有5～9支，从前降支到近端1/3和中间1/3分出作平行行走可与左旋支的钝缘支相吻合。从前降支远端1/3分出的小分支分布于心尖并与左旋支的膈面支和后降支吻合。

(3)右心室前支：分布于靠前室间沟的右心室前壁，支数可较多但较细小，第1分支分布于肺动脉圆锥部与右冠状动脉的圆锥支吻合，紧邻肺动脉圆锥部与右冠状动脉的圆锥支吻合，紧邻肺动脉瓣，形成Vieussen环有重要的侧支循环意义。在Ross手术中慎勿损伤此血管。

(4)室间隔前支：为多支小血管分布于室间隔的前2/3区域，与来自后降支的穿透支吻合。由于室间隔的下1/3(近心尖的部分)血供全来自前降支的分支，因此当前降支有阻塞时后降支能为室间隔建立重要的侧支循环。

2.左旋支　通常与左冠状动脉主干呈90°分支，于近心脏边缘处转向后面。大多数情况下旋支终于左室缘。但有的个体尤其左冠状动脉的优势者可达到房室交叉处。旋支在此处分出后降支或膈面支。因而左冠状动脉就分布于左心室和全部室间隔，而右冠状动脉将很细并终止于心脏的右缘。

左旋支主要供应左心室前和后外侧壁、后乳头肌、部分前乳头肌、左心房和约50%个体的窦房结。有约15%后降支可来自左旋支，房室结亦由旋支供血。

左旋支的分支包括钝缘支、左心室后支和左心房支。

(1)钝缘支：一般2～3支，分布于左心室的前外侧壁和后壁，与来自前降支的分支吻合。

(2)左心室后支：由左旋支的远端分出，分布于左心室的后壁或膈面。但在左冠状优势型的个体中可分布于右室膈面，可与右冠状动脉远端分支吻合。

(3)左心房支：分出左心房前支、中间支、后支。

3.右冠状动脉　于主动脉根部前外侧壁分出几乎成90°，向右下斜行进入右房室间沟于右心耳下继续下行至心脏右缘再转入膈面房室沟向后至心脏十字交叉处于后心室间静脉下作 U 形转至后室间沟内下降成为后降支。供血区为左室膈面的约 50％和部分左心室后乳头肌。远端最终可与左前降支远端和（或）左旋支终末支吻合。

右冠状动脉主要分布于右心房、右心室大部分、部分左室膈面、左室后乳头肌以及窦房结（50％个体中），亦有约 90％房室结动脉来自右冠状动脉后降支。

右冠状动脉的主要分支有右心室支、右心房支、后降支和左心室后支。

右心室支分布于右心室前壁。主要分支有前支、右缘支和后支。前支又分出右圆锥支分布于肺动脉圆锥。右缘支自右冠状动脉分出沿心脏右缘向心尖供血至右室的前面和膈面。后支自右冠状动脉的膈段分出分布于右心室后壁。

右心房支分出前支、中间支和后支。

左心室后支则分布于心脏的膈面。

后降支沿后室间隔下行至心尖分布于室间沟两侧的左、右心室壁。

根据冠状动脉的分布可分为右冠状动脉优势型和左冠状动脉优势型两大类型。我国人群中约 80％属右冠优势型：其右冠状动脉越过心脏十字交叉并发出后降支。右冠优势型的患者中右冠状动脉阻塞将导致左、右两心室膈面严重缺血。而在左冠优势型他们的左冠状动脉支越过心脏十字交叉发出后降支，同时右冠状动脉则相对较细较短。约占国人的 10％左右。另有约 10％属于所谓平衡型即左、右冠状动脉各有一支后降支。

必须指出即使在右冠状动脉优势型其左心室的血供中 70％～90％仍来自左冠状动脉。而右心室的部分如室间隔的大部分血供亦来自左冠状动脉。因此不论是右冠优势型或左冠优势型，左冠状动脉必定是心脏的主要供血动脉。

三、冠状静脉

心脏三大支大静脉称为心大静脉、心中静脉和左心室后静脉,在静脉开口处有防止血液反流的静脉瓣而大部分静脉血均回流入冠状静脉窦。左心室斜静脉无静脉瓣于心脏大静脉开口处进入冠状静脉窦。心脏小静脉可单独直接回流入右心房,心脏前静脉亦直接回流入右心房。

冠状静脉窦位于心包斜窦下缘的房室沟内,血液由心脏浅静脉进入冠状静脉窦后回流入右心房。由心室壁、房间隔和室间隔的回流形成心肌深静脉血直接回入房、室内,右心房接受大量的静脉回血。冠状静脉窦结扎后静脉血可由心肌深静脉回入房、室内不会出现静脉淤血。此外心肌深层中有很多形态不规则的窦状隙将冠状动脉和静脉的许多小支与心腔直接连接。这是经冠状静脉窦逆行灌注心肌保护液的解剖学基础。在主动脉根部手术或冠状动脉血运重建手术中采用冠状静脉窦逆行灌注可获得快速均匀的心肌保护液分布可单独使用亦可与主动脉根部顺行心肌保护液灌注,同时进行配合使用。当左上腔静脉存在时可因回流入冠状静脉窦而开口增大。当发现冠状静脉窦口异常增大时应考虑有左上腔静脉的可能。在心内型完全性肺静脉异常回流的患者中于心房内手术中探查时可发现窦口异常增大并深入窦口内探查时可扪及肺静脉口分隔状结构。

第三节 心脏的纤维性支架与传导系统

一、心脏的纤维性支架

心脏是活动的脏器,在心动周期中各部分的舒缩活动需要一个结构使各部分能紧密联结以避免各部分的各自摆动才能保证稳定的循环。这一结构就是心脏纤维性支架。支架中心是主动脉根部。在二尖瓣口、三尖瓣口、主动脉瓣口和肺动脉瓣口都有致密的纤维组织环绕形成瓣环。主动脉瓣环作为中心与其他三个瓣环以及各自的纤维组织构成心脏支架。它由左、右两个纤维三角区和从其发出的胶原纤维环组成，并使左、右两心室的出口连接在一起。心脏纤维支架亦是心脏瓣膜的附着处。

1.右纤维三角 是纤维性支架的主要部分，呈三角形，亦称为中心体属软骨样结构。它位于主动脉环与左、右房室环之间。室间隔膜部的纤维组织是右纤维三角的一部分。

2.左纤维三角 位于主动脉环与左房室环之间。

左、右纤维三角在主动脉基部相互连接形成一个间隔，将左心室分隔成流入道和流出道两个通道。

由于右纤维三角与二尖瓣环、三尖瓣环和主动脉瓣环紧密相连，心内直视手术中应谨慎操作防止并发症。例如房室传导束在右纤维三角上偏右侧穿过沿室间隔肌部和膜部交界处行走。为此在二尖瓣手术置缝线时在前瓣叶基部不宜过深以免损伤传导束出现完全性房室传导阻滞。在主动脉瓣手术时无冠叶主动脉瓣基部的缝线亦不宜太深。手术中以二尖瓣前叶与两个纤维三角交界处的两个浅凹陷作为辨识标志。在此两凹陷间的二尖瓣环是二尖瓣环成形术时不能缩小的部分，二尖瓣成形术中缩小的瓣环仅为后瓣叶瓣环，甚至可以折叠。

室间隔膜部后方邻近肌隔的巨大室间隔缺损其后、下缘与房室传导束很近，在修补室间隔缺损时应避免损伤而出现完全性房室传导阻滞。

二、传导系统

心脏的传导系统由特殊的心肌细胞组成，能产生自动节律和传导兴奋以维持心脏节律性搏动。心脏传导系统包括窦房结、结间束、房室结、房室束(即希氏束)、左、右束支以及普肯耶纤维。

1.窦房结　位于上腔静脉与右房交界处的外侧壁内,长约1.5cm,宽0.5cm,厚约0.15~0.2cm。窦房结是自主心律的起搏点,其血供为窦房结动脉,由右冠状动脉近端2~3cm处分出,但亦有来自左冠状动脉旋支近端。少见的是有支窦房结动脉分别由左、右冠状动脉分出。心脏手术时应谨慎对待上腔静脉——右房连接部以免损伤影响窦房结功能导致心律失常。

2.结间束　它是一种特殊的结间传导束,连接窦房结和房室结。束内除有普肯耶细胞外可有心肌细胞。结间束分为前、中和后3支结间束,前结间束为最主要的1支,传递下传的窦性冲动从右心房至左心房。当有房室副束即肯氏束或结室副束马氏束存在时心脏兴奋冲动可提早传至心室而产生所谓的预激综合征(WPW)。

3.房室结　位于房间隔下部右心房心内膜下约0.1cm深处,室间隔膜部右上方以及三尖瓣隔瓣叶根部中央后上方。它的左前下部与右纤维三角相连接。这是心脏传导系统在心房和心室间的重要连接区,临床上的多种心律失常与此区的损伤和病变有关。

心内直视手术中需仔细辨识房室结附近的重要解剖标志,由于房室结与传导束均不能经肉眼辨识,因而需根据冠状静脉窦开口和二尖瓣前瓣叶基部中心来判断亦即以上述两标志间的区域为禁区,不仅绝对避免操作损伤,甚至手术中吸引器亦不能在此区与吸引器接触而损伤传导系统。

4.房室束　亦称作希氏束,为一扁平的束体,内有普肯耶细胞和胶原纤维包绕各个细胞,从而基本成纵行分隔传导。房室束在右纤维三角中心纤维体的前方偏右室过后经室间隔膜部后缘至后下缘,其主要分支为左、右两个束支。其血供来自房室结动脉和室间隔后动脉。

有的室间隔缺损手术中缺损的后缘下缘与房室束紧邻必须注意避免损伤而出现传导阻滞。

三、心脏的神经分布

纵隔交感神经和副交感神经纤维分布于心脏各部。交感神经对心率可有影响，但却不能替代传导系统。由颈胸交感神经节发出心中和心下神经。副交感神经为迷走神经。两组神经分别于心基部及主动脉周围分出神经丛并延伸至心室心尖周围。

在动脉导管未闭手术治疗中应注意迷走神经分出的喉返神经在动脉韧带或动脉导管外向后绕过主动脉弓下缘并向后上绕行。在解剖动脉导管或该区降主动脉时应避免损伤而致声带麻痹。

第二章　常用介入技术

第一节　血管通路

一、塞丁格技术

1.塞丁格技术是 1953 年由瑞典放射科医师斯文-塞丁格首创,该技术最初设计用于血管造影过程中的血管入路。

2.这项技术经改造后被应用于动脉、静脉和空腔脏器的入路方法,如胸腔引流、经皮胃造口术。

二、动脉通路

无论术者选择哪条途径或是哪种方式,解剖学标志(和潜在的并发症)的知识都是重要的。①通常心导管术和择期冠状动脉血管成形术是经由股动脉的血管进行。考虑到主动脉弓的曲度,专用导管形状可以使其易于到达冠状动脉主干和左心室。②当股动脉入路难以进入或者不能进入,或者由于其他原因而不能使用时,或出于解剖、技术等原因不能通过股动脉准确到达目标位置时,需要使用替换的动脉通路。③根据操作要求和经验,可以选择肱动脉或桡动脉,甚至尺动脉通路。④经典的特殊原因需要替代方案,具体包括如下内容。

1.周围血管疾病和移植

（1）周围血管疾病本身不是股动脉介入的禁忌。股动脉搏动微弱或不能触及时可考虑上肢动脉血管。

（2）在外周血管移植情况下，需要关注精确的解剖关系：例如腘动脉、股动脉移植后，腹部动脉本身可能已经闭塞。因此，即使可触及股动脉搏动，选择股动脉通路也没有任何意义。

（3）一些操作者为了完成介入，穿刺周围移植血管，常导致穿刺后出血，因此不推荐此种方法。

2.腹主动脉瘤和血栓

（1）腹主动脉瘤与心血管疾病有相同的危险因素，它常见于冠状动脉介入的患者。但介入术前可能未被发现。

（2）如果导丝、导管自行弯回或在通过降主动脉偏离其常规的方向时，应怀疑腹主动脉瘤的存在。

（3）导管经过血管瘤时应特别小心。建议使用交换导丝，防止导管移动对内膜损伤或造成血栓形成。

（4）腹主动脉扩张而无法通过股动脉入路，这一点并没有绝对的标准。术者应因人而异权衡利弊。

（5）经超声证实，腹主动脉血栓是经股动脉介入入路的禁忌证，虽然血栓多数情况下可以机化。但血栓脱落会造成远端栓塞，肾衰竭和"垃圾足"。

3.主动脉狭窄

（1）主动脉狭窄最常见部位是左锁骨下动脉起始部。

（2）根据主动脉狭窄的严重程度考虑，也许可能无法经股动脉入路通过缩窄部位。

（3）冠状动脉造影时可以考虑经上肢动脉，在监测准确压力梯度时，可以考虑同时经股动脉和桡动脉（尺动脉）、肱动脉入路。

4.内乳动脉移植

（1）既往行冠状动脉旁路移植术的患者，以及主动脉展开或者左侧锁骨下动脉严重纡曲的患者,如果经股动脉入路无法对左侧内乳动脉进行显影时可以选择左上肢动脉入路。

(2)如果右侧的内乳动脉选作移植血管,由于缺少专门设计的导管,或者由于解剖的原因,可能同样经股动脉入路难以送入导管。但是这种情况几乎不可能由左上肢进行导管入路,可选择右上肢动脉入路。

5.抗凝的患者

(1)对应用抗凝血治疗的患者为行导管术而行动脉穿刺术时,出血的风险会明显增加。

(2)对于冠状动脉介入术前没有或不能停止抗凝的患者,可经桡动脉(出血的并发症可能极少)或肱动脉(如果出血可在直视下进行血管缝合)介入。

(3)股动脉应作为应急入路储备,例如行主动脉内球囊反搏置入。

(一)股动脉通路

1.术前准备

(1)患者腿应外展,足外旋。

(2)腹股沟附近可触及股动脉搏动。

(3)股动脉穿刺点常规穿刺位置应该在股浅、股深动脉分叉以上,在腹股沟韧带以下

(4)从放射影像学上来说,穿刺点位于股骨头水平,在腹股沟韧带下 $0.5\sim3cm$。有些医师应用 X 线透视检查方法确定穿刺位置,而绝大多数医师是选择动脉搏动最强的部位进行穿刺。

2.操作方法

(1)腹股沟部位备皮、消毒。

(2)局麻:给予 10ml 1% 的利多卡因,注意不要穿刺到静脉或动脉。

(3)切开表皮层,并用钳子分离皮下组织。

(4)塞丁格法用于股动脉介入:穿刺时,针的斜面朝上,与皮肤表面呈 $30°\sim45°$。穿刺至可见动脉血涌入导管。

(5)随后插入动脉鞘管,并在侧管中用肝素盐水冲洗以防止血栓

形成。

(6)通常情况下,选用 6F 动脉鞘,4F、5F 动脉鞘用于诊断性动脉造影,7F、8F 动脉鞘用于复杂的介入。

3.经股动脉途径血管造影　绝大多数导管的形状是根据股动脉介入使用而设计的。

4.拔鞘

(1)经股动脉导管入路后的止血是通过压迫的方法完成的。

(2)对于应用肝素的患者,拔出动脉鞘时活化凝血时间(ACT)应<150～200s,或是 3～4h 以后拔出鞘管,可根据当地的具体规定而定。

(3)动脉鞘拔出前需在穿刺点上方 1cm 处用两个或两个以上手指加压。

(4)动脉鞘拔出后持续加压 10～15min(个别需要 20～30min),直至止血。

(5)卧床休息 24h 后方可活动(穿刺侧下肢绝对制动,保持伸展位置 6～8h,最好 24h)。

(6)除了手动压迫以外,还可选用血管封堵器、外部加压设备和促凝补片进行止血。

(7)动脉鞘拔出后,高血压患者应给予降压药(含服 5～10mg 硝苯地平降压),利于凝血。

5.并发症

(1)25%以上患者出现局部血肿。

(2)穿刺或拔除动脉鞘时的迷走神经反射。

(3)股动脉撕裂或夹层:在正常血管或钙化血管中偶有发生。

(4)腹膜后出血,常见于高位穿刺,即穿刺点高于腹股沟韧带。

(5)股动脉假性动脉瘤。

(6)股动静脉瘘,常见于低位穿刺,即穿刺点位于腹股沟皮肤褶皱下。

(7)动脉鞘远端血栓脱落或栓塞形成。

(二)桡动脉介入

1.术前准备

(1)患者取仰卧位(手掌向上),放松,手腕伸展。

(2)有些操作人员习惯用带子或者绑带缠绕手掌到手臂上,以保证手掌的姿势,有的时候在腕部和肘关节下还要用卷折的毛巾垫起。

(3)将示指、中指和环指自然地放在屈肌支持带上,可以发现桡动脉最强的搏动点。

(4)动脉穿刺点选在桡骨头近端 1cm 附近(动脉搏动最强处)(图 2-1)。

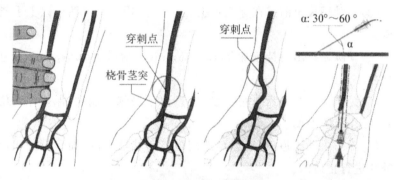

图 2-1　桡动脉穿刺图解

判断桡动脉走行方向后,选择桡骨茎突近心端 1cm 处作为穿刺点,并应沿着血管的解剖走行方向进针

2.操作方法　Allen 试验不正常的患者不能通过桡动脉入路进行介入治疗。

(1)前臂需要备皮并用防腐剂涂擦,有些术者为以防通过困难也会准备右侧股动脉通路(尤其是急诊时)。

(2)静脉插管的放置应避免在同一手臂,并且要去除手镯、手表等金属物。

(3)局部麻醉:1‰利多卡因 1～2ml 注射渗透至皮下,注意不要穿刺注入动脉内。

（4）在预定穿刺的部位用刀片切开皮肤表层，桡动脉导管插入术通过 Seldinger 技术和一个 20 号的空心针完成。

（5）插入鞘管时应动作轻柔（桡动脉鞘通常是用直径为 5F 或 6F 的，有的短一些，有的长一些，鞘表面一般都带有亲水涂层）。

（6）鞘管在充分到位之前通常会在血管内注入一种由抗痉挛和抗凝药物组成的混合物。药物的成分可以是多样的（例如，肝素 2500U、维拉帕米 2.5mg/硝酸甘油 200～400μg，肝素也可单独从静脉注入）。

3.经桡动脉血管造影术

（1）指引导丝通过主动脉根部之前要通过肱动脉和锁骨下动脉。

（2）如果导丝总是进入降主动脉，在导丝经锁骨下动脉推进时可让患者深呼吸，这样有助于导丝到达升主动脉。

（3）虽然可以使用标准的导管，但是目前也有为桡动脉专门开发的特殊类型导管，如 Tiger™导管。

4.拔鞘

（1）桡动脉鞘通常在操作完成后随即拔除。

（2）以往通常使用止血带压迫穿刺部位，但目前也有压迫止血装置可以使用。

5.并发症

（1）桡动脉痉挛：通常推注维拉帕米和（或）硝酸酯类缓解。对于特殊的病例，通过给予镇静药物对患者镇静（如地西泮）也许会有所帮助。

（2）桡动脉搏动消失：这一并发症的发生率可达 5%，一般情况下无明显症状。

（3）使用桡动脉穿刺技术出血的并发症是非常罕见的。

6.Allen 试验　这一床旁试验是用来检测尺动脉对手掌弓供血的完整性，因为在压迫桡动脉后，由尺动脉对手掌弓的供血对防止缺血性损伤和手功能丧失是十分重要的。

（1）术者用双手同时压迫患者尺动脉和桡动脉以阻断血流。

（2）嘱患者反复用力握拳和张开手指 5～7 次直至手掌变白。

(3)松开对尺动脉的压迫。

(4)如果手掌颜色10s之内恢复正常,即Allen试验阳性,说明经桡动脉入路是安全可行的。

(5)也可通过使用脉搏血氧饱和度(体积描记法)来增加这个试验的敏感性:探头夹在指尖,尺动脉释放后可见脉波波形,表明试验阳性。

(6)需要注意的是,这个试验用阳性术语时,会导致混淆。更为安全的说法是"Allen试验正常"。

(三)肱动脉血管入路

经肱动脉切开入路的方法,即所谓的"Sones"技术(以Mason Sones命名)随着人们对经桡动脉入路兴趣的逐渐增加,这一方法使用也越来越少。现在只有少数术者仍然在使用这一技术,因为相对于Seldinger技术来说经肱动脉入路需要血管切开的外科操作。当然也可用Seldinger技术。

1.术前准备

(1)前壁伸直、旋后(手掌向上),轻度外展并自然的放在架板上。

(2)手通过皮带固定在架板上,用一个折叠的毛巾或其他支撑物垫在肘关节下。

(3)在肘窝的内侧可以触到肱动脉搏动最强的部位。

(4)穿刺点选在肘窝皮肤褶皱上方1~2cm处。

2.操作方法

(1)前臂备皮后进行消毒。

(2)与桡动脉的操作一样,静脉插管的放置应避免在同一手臂,并且要去除手镯、手表等金属物。

(3)局部麻醉:1%利多卡因3~5ml注射渗透至皮下及更深一点的组织层中,注意不要穿刺注入动脉内。

(4)用刀片在肱动脉上方做一个2~4cm的横形皮肤切口。

(5)用钝性的分离钳进行皮下分离(一般需要两把),在肘窝处进行组织分离直至肱动脉可见。如果需要,可将肱二头肌腱向外牵拉。

(6)要细心通过搏动来准确判断肱动脉的位置。搏动位置可以通过肘正中静脉或者通过正中神经(如果碰到正中神经,可以感到疼痛或者前臂出现不自主活动)来判断。

(7)确定血管位置后,切开血管的外膜并分离血管,通过血管带或血管夹将血管牵拉至皮肤表面。

(8)应用刀片垂直切开血管(1cm 或更小的切口)。

(9)在直视下通过导丝送入动脉鞘管。

通常在行导管插入术后直接给予 2500～5000U 的肝素。

另外,一些术者直接用 Seldinger 方法在肱动脉进行导管插入术,但此种操作不容易控制局部出血,同时存在对正中神经直接或者间接损伤的可能(例如,按压止血造成的神经损伤)。

3.经肱动脉的血管造影术

(1)通常情况下,采用多功能或 Sones 导管定位于冠状动脉口。

(2)在用近乎直形的导管操作时需要技巧和训练,操作时要注意,不要撕裂冠状动脉口

4.拔鞘

(1)应缓慢拔除肱动脉鞘管,因为通过牵拉血管夹止血时肱动脉鞘管可以辅助止血。

(2)鞘管撤出的过程中应短暂的放松血管夹,这样可以去除血栓。

(3)在直视下进行血管缝合,可以采用连续或间断缝合的方法用以止血。

(4)然后逐层缝合皮下组织和皮肤。

5.并发症

(1)局部血肿。

(2)正中神经损伤导致功能的丧失。

(3)腕部脉搏的消失:可能由于血栓压迫导致末梢栓塞,或者在栓子取出时因医源性的损伤动脉(可通过严格的正规的操作来避免)或是在血管缝合过程中因医源性原因造成神经损伤。

（4）冠状动脉夹层：可能发生在操作导管的过程中。

三、静脉入路

1.在心脏介入术中可能会根据不同目的建立各种静脉通路，具体包括如下内容。

（1）右心压力饱和度测量。

（2）心排血量测量。

（3）分流判断。

（4）肺血管造影。

（5）心肌活检。

2.建立静脉通路的途径选择取决于操作要求特点、患者情况和术者的专业判断。

（一）股静脉穿刺

1.解剖学

（1）股静脉通常位于腹股沟韧带中股动脉内侧。

（2）其解剖学顺序可被记为"NAVY"：即由外而内依次为神经nerv、动脉artery、静脉veln、正面为Y形。

2.穿刺方法

（1）腹股沟术区应备皮并以消毒液标记。

（2）局部麻醉：5～10ml 1%利多卡因注射液。

（3）用左手手指沿动脉走向触摸并保护股动脉，右手持穿刺针。

（4）一般采用Seldinger穿刺法：针芯置于注射器中，用肝素盐水浸湿注射器，像动脉穿刺一样穿入静脉，以注射器活塞施予轻柔负压。

（5）当静脉血（暗红色）顺利流入注射器中，轻柔撤去注射器并将导丝送入血管。

（6）穿刺之前或之后，在穿刺口处皮肤要用刀片切一小口。

（7）静脉鞘（通常5F或6F）插入后，在其旁道用肝素盐水冲洗以防止血栓形成。

3.说明

(1)此通路最常用于常规左心和右心导管检查。

(2)也可用于置入临时起搏器电极,和为一些正在进行抗凝血治疗或凝血异常的患者行深静脉穿刺(并发症风险低)。

4.并发症

(1)误穿动脉。

(2)局部血肿。

(3)感染(如果术后未拔管等)。

(二)颈内静脉穿刺

1.解剖

(1)颈内静脉位同处于颈动脉鞘内的颈动脉侧前方,较颈动脉表浅,走行于锁骨上方的胸锁乳突肌二头之间,后注入位于锁骨下方的锁骨下静脉内,在位于颈底部的斜角肌内侧。

(2)静脉血管超声有助于明确颈内静脉的位置,条件允许时可以使用。

2.操作方法

(1)颈部区域进行消毒,一些操作者会对锁骨下静脉区域进行消毒铺巾以防止穿刺困难。

(2)共有三种路径来进行颈内静脉插管:高位、中位、低位/锁骨上部。低位穿刺点因距胸膜尖较近而容易引发气胸,应由有经验者施行。

(3)局麻:用5~10ml 1%利多卡因进行皮下浸润麻醉。

(4)用刀刃切一小切口有助于成功插管,用力试图穿透皮肤可能会引起解剖学位置的变形。

(5)针头应连接于含有肝素化盐水的注射器上,并且进针时需轻轻地回吸。

(6)当静脉穿刺成功后,置入导丝,用 Seldinger 法行静脉导管插入。

3.高位穿刺法

(1)患者头偏向对侧。

(2)在甲状软骨水平,胸锁乳突肌二头之间用左手手指触到颈总动脉搏动。

(3)穿刺针以 45°在颈总动脉旁刺入皮肤直至穿入颈内静脉。

(4)进针时,男性以乳头同侧为目标,女性以髂前上棘为目标。

(5)如果穿刺失败,需在偏内侧再轻柔地行试穿。

4.中位穿刺法

(1)患者目视前方,颈部充分扩展。

(2)操作者用左手中指末端在胸锁乳突肌与胸骨切迹间触摸到颈总动脉搏动。

(3)穿刺针在颈总动脉内侧刺入皮肤,进针时针头向下呈 45°~60°直至穿入颈内静脉。

5.适应证

(1)肺动脉导管插入术。

(2)心肌活检。

(3)凝血异常或使用抗凝剂者,以及气胸发生风险较高者(比如肺气肿、呼吸衰竭)拟行中心静脉穿刺。

(4)上腔静脉血栓形成(或其他栓塞,比如胸腔原位过滤器置入)拟行肺动脉造影者。

6.并发症

(1)误穿入动脉。

(2)局部血肿。

(3)感染。

(4)颈神经根创伤。

(5)低位穿刺时发生气胸、血胸,左侧入路时发生乳糜胸。

7.颈内静脉/锁骨下静脉穿刺术建议　第一次未能成功穿入静脉时,缓慢后退穿刺针以防止刺穿血管,当静脉血回流入注射器时,可以置入导丝。

若回抽时根本未见回血,可考虑以下内容。

(1)冲洗穿刺针。

(2)针头向下倾斜 10°～30°。

(3)静脉补液(尤其对于容量不足或使用大量利尿药者)。

(三)锁骨下静脉穿刺

1.解剖

(1)锁骨下静脉起始于第 1 肋侧边缘,为腋静脉的延伸,长 3～4cm,与同侧颈内静脉相连,颈内静脉与锁骨下静脉汇合成无名静脉(在胸锁关节后面)。

(2)锁骨下静脉后为前斜角肌,前斜角肌后为臂丛神经。锁骨下静脉深处为膈神经和胸廓内动脉(左边为胸导管)。

(3)静脉超声有助于锁骨下静脉定位。

2.穿刺方法

(1)可将毛巾卷或 1L 输液袋置于患者两肩胛间,有助于打开胸部。

(2)颈部术区用消毒液标记。

(3)局部麻醉:5～10ml 1‰利多卡因皮下注射。注射点为锁骨中内侧 1/3 处下方 2cm 至紧贴锁骨处。

(4)用刀片在穿刺处切口。

(5)穿刺针连接于注射器上,注射器用肝素盐水浸湿,向前往锁骨处穿刺,然后下行至锁骨下方。

(6)此时穿刺针应旋转 30°～45°继续前行至胸骨上窝(可将手指放于胸骨上窝处以帮助定位)。

(7)注意穿刺针方向应与血管平行,以免穿破动脉或胸膜。

静脉穿刺成功后,可用 Seldinger 穿刺法继续下一步操作。

3.指征

(1)此通路最常见于永久起搏器置入或长期留置中心静脉导管。

(2)肺动脉导管术。

4.并发症

(1)误穿动脉。

(2)气胸。

(3)血胸。

(4)感染。

四、抗凝问题

很显然,当决定在有创检查前(包括血管穿刺)停止持续的抗凝血治疗,对于每一个个体来说都要权衡抗凝相对于动脉穿刺潜在的出血风险。

1.抗凝血治疗患者的心导管术治疗

(1)在血管造影之前并非总有时间可以去做必要的安排(例如在紧急的情况下)。

(2)充分抗凝的患者可以通过经肱动脉或桡动脉入路,这样可以有效降低出血并发症的出现。

(3)术者手术入路可能有所不同,但是如果凝血国际标准化比率<2.0,那么经股动脉进行心导管检查术一般要更加安全。

(4)如果在充分抗凝的患者中采用股动脉入路,可以采用压迫或封堵器来降低患者出血的风险。

2.何时停用华法林　华法林可以在择期外科手术前3～5d停用,有如下情况要在择期手术的早晨进行INR的检查。

(1)处于低风险的房颤患者(左心室功能正常,既往无卒中史)。

(2)左心室功能受损伴心尖部附壁血栓(避免将导管进入左心室)。

(3)复发性下肢深静脉血栓/肺栓塞。

(4)手臂的任一部位都不能建立动脉通路。

(5)如果没有出血并发症,可以在手术当晚再次使用。

3.何时不能停用华法林　继续使用华法林,患者情况允许也可以转为静脉滴注普通肝素(普通肝素可以在术前即刻停用,术后又可以马上重新使用)的情况如下。

(1)中危或高危的房颤患者(左侧心力衰竭,卒中史,糖尿病)。

(2)心脏瓣膜修复者。

(3)风湿性二尖瓣疾病。

(4)已知活动性心内血栓。

五、压迫装置

外在压迫装置已经被开发用于辅助股动脉和桡动脉鞘管的去除,这两种类型的压迫装置都依赖于寻找骨性标志来压迫穿刺血管。

(一)股动脉压迫装置

1.这些装置通过一个外部的框架提供压力或直接在穿刺部位上加压。

2.股动脉压迫装置可以用于人工难以控制的出血,尤其是高血压和肥胖的患者。

3.可用设备包括如下几项。

(1)FemoStop(RADI 医疗系统):一种夹具系统,它通过一个绕过患者臀部的带子连接到患者。穿刺点由一个通过手动压力表控制充放气的无菌圆顶来施压。

(2)CompressAR(高级血管动力学):一种类似于木匠的 G 形夹,可以连接到患者的床上而对穿刺点产生直接向下的压力。

(二)桡动脉压迫装置

1.总的说来,桡动脉压迫带犹如止血带,将桡动脉压到桡骨上。

2.这种简洁的压迫装置允许患者尽早活动。

3.可用设备包括如下几项。

(1)TR-band(Terumo):一个透明的腕带,它紧密地环绕于手腕上,并通过一个安有空气调节阀的气囊对穿刺部位进行加压。

（2）桡动脉压迫止血器：由桡动脉压迫夹板及尼龙松紧带组成，通过调整松紧带的紧张程度进行加压。

六、动脉封堵装置

随着动脉封堵装置的出现，需要人工压迫的情况（常常是痛苦的）已经减少了，即使通过股动脉路径进行的血管造影，患者也可以及早出院。最近的一项分析提出要关注第一代血管封堵装置的有效性，并提出血肿和假性动脉瘤的形成都有增加的趋势。需要注意的是，在当使用这些装置时建议严格遵守装置使用手册及适应证。

1.胶原塞封堵装置

（1）这些装置利用胶原塞填塞在动脉血管穿刺部位以实现止血的目的。胶原蛋白大约在 3 个月后会被吸收，不会留下任何异物。

（2）这种类型的设备包括 Angio-Seal（St.Jude 医疗公司）和 Vaso-Seal（Datascope 公司）。

2.血管缝合装置　这个封闭方法依赖鞘装置输送带着缝线的小针到穿刺点，在鞘撤出之前，针通过一个活塞装置并由一个"夹子"打外科结固定。

3.血管夹装置　这个方法放置一个夹在血管外，围绕着穿刺部位的边缘而完成止血。因为夹子在血管外，组织对合整齐可促进愈合。

4.药物性的促凝剂

（1）有各种各样的药物促凝剂，活性成分通过与血液结合而被激活。尽管它们的确能缩短止血时间，但是严格说来，与其说它们是血管封堵装置，不如说它们是用来辅助加压止血更为恰当。

（2）具体包括 Syvek NT 补片（海洋科技公司）和 Clo-Sur P.A.D.（美敦力公司）。

第二节　血管穿刺术

血管穿刺术是心脏电生理检查和射频消融治疗的一项基本技术。本章拟讨论血管穿刺术的术前准备以及各种血管穿刺术的具体操作方法、并发症和注意事项。

一、穿刺术前准备

（一）患者准备

1.心理准备　手术医生应在术前向患者和家属解释将要接受的手术,包括操作过程、治疗目的、成功率、失败率和可能的并发症(危险性)及其发生率。术者应帮助患者消除或减轻对血管穿刺术和随后的电生理检查及射频消融治疗术的恐惧感,使患者在心理上作好准备,充分配合整个操作过程。

2.术前检查和评价　术者在术前需对患者进行必要的检查和评估,对提高手术的成功率和降低并发症的发生率非常重要。术前检查和评价包括:①详细病史;②体格检查;③实验室检查包括:血常规,出、凝血时间,肝、肾功能,乙肝相关抗原和抗体等;④心电图及超声心动图;⑤如果病史和查体提示某些脏器可能有问题,则需要做相关进一步检查如X线胸片等;⑥若患者患有其他相关疾病,则需要了解后者的严重程度、预期生存期以及是否影响心电生理检查和射频消融治疗过程。

3.术前停药　对准备接受电生理检查及射频消融治疗术的患者,应注意停用抗心律失常药物达5个半衰期的时间,避免因使用药物抑制心律失常的诱发及其相关电生理特点。

4.禁食　成人要求禁食6h以上,对可能需要术中电复律和除颤者需禁食8h以上。儿童根据是否需要全身麻醉决定是否禁食8h。

5.备皮　对患者将要穿刺的部位,如腹股沟区和锁骨下穿刺处,应剃除阴毛和胸毛,充分暴露穿刺处视野,减少医源性感染和加压包扎时给患者带来的不适。

(二)无菌技术

血管穿刺术应在无菌条件下进行,从而降低医源性感染的发生率。无菌技术主要包括:①术者应戴好消毒口罩和帽子,用消毒液洗手,穿无菌手术衣,戴消毒手套。②对穿刺部位和周围区域进行消毒液(如碘伏)消毒。股静脉和股动脉穿刺的腹股沟区消毒范围:以腹股沟为中心,上至肚脐水平,下至大腿中部,两侧至大腿内外侧下缘。锁骨下静脉穿刺部位消毒范围:上至颈与下颌交界处,下至乳头水平,两侧至肩臂外侧下缘。③铺无菌布巾,在穿刺处留一开口,准备穿刺。

(三)麻醉技术

多数情况下,成人患者采用局部麻醉。最常用的局麻药为1%利多卡因,剂量为5～10ml,穿刺部位皮下注射后,可很快阻断局部神经末梢的感觉冲动。对于部分手术时间要求较长、患者精神较为紧张者可以采用静脉全身麻醉。对于年龄较小的患者(例如<9岁)多需要静脉全身麻醉使检查得以顺利进行。

二、血管穿刺术

Seldinger技术是临床最常用的血管穿刺技术。此技术于1953年由Seldinger医生最先用于经皮动脉造影的血管穿刺,掌握该技术可以快速可靠地进行各种血管穿刺。

(一)股静脉穿刺术

股静脉穿刺是电生理检查最常用的穿刺途径,可用于放置高位右房、希氏束和右心室导管,也可用于冠状窦导管的放置。一般建议用左侧股静脉放置诊断性电生理导管,以便右侧股静脉放置消融导管或者其他标测导管,更方便于操作者进行操作。

1.局部解剖关系　股静脉为下肢静脉干,其上段位于股三角内。

股三角的上界为腹股沟韧带,外侧界为缝匠肌的内侧缘,内侧界为长收肌的内侧缘,前壁为阔筋膜,后壁凹陷由髂腰肌、耻骨肌及其筋膜组成。在股三角内,由外向内分别是股神经、股动脉和股静脉,偶见变异是股静脉在股三角内位于股动脉的前方或外侧。掌握这些局部解剖关系对提高穿刺成功率,降低并发症发生率非常重要。

2.操作步骤

(1)定位:患者取平卧位,充分暴露腹股沟以便进行解剖标志的定位。股静脉穿刺时,以股动脉搏动为标志,在腹股沟中、内 1/3 交接处扪及动脉搏动最明显处,取其下方 2～3cm、内侧 0.5～1.0cm 处为穿刺点。

(2)局部麻醉后,在预定穿刺点作一小切口,用文氏钳钝性分离皮下组织。

(3)以另一只手触压股动脉搏动点帮助定位并保护股动脉免被误穿损伤,穿刺针与皮肤呈 30°～40°角进行穿刺。

(4)注射器保持一定负压下缓慢进针,进入股静脉或触及髂骨膜,若触及骨膜则缓慢回撤穿刺针。一旦穿刺针位于股静脉,注射器内即可见流畅的回血。

(5)左手固定针头,右手卸去注射器,将导引钢丝柔软端插入穿刺针,顺股静脉送入钢丝约 10cm。

(6)钢丝进入过程中不应遇到阻力,若遇阻力,可轻柔地旋转钢丝后再试。若持续遇到阻力,应拔出钢丝,重新接上注射器缓缓后撤穿刺针,直到再次看到流畅的回血。

(7)一旦钢丝顺利进入静脉,便可撤出穿刺针,然后将适当大小的血管鞘(包括外鞘管和扩张管)沿钢丝送入血管,注意导引钢丝必须有一段暴露在套管尾端外约 5～10cm。

(8)在鞘管全部送入血管后,从鞘管中将扩张管和钢丝一起拔出,最后抽吸并冲洗鞘管以备用。

3.并发症和注意事项　　一般来说,与颈内静脉和锁骨下静脉穿刺相比,股静脉穿刺很少发生严重的并发症,主要是可以避免损伤胸腔内脏器和结构。对于已知或怀疑股静脉或下腔静脉血栓形成、活动性下肢血栓性静脉炎或静脉炎后综合征、腹股沟感染、双侧下肢截肢、极度肥胖以及严重的外周血管病变导致的股动脉搏动不能触及的患者,应当避免使用股静脉穿刺。与股静脉穿刺相关的并发症主要包括:

(1)误穿股动脉:此为股静脉穿刺较常见的并发症,多见于股动脉搏动不明显者。若误穿股动脉,可拔出穿刺针,并局部压迫数分钟,随后再次行股静脉穿刺。

(2)假性动脉瘤。

(3)动静脉瘘。

(4)血肿:大多数血肿是自限性的,但是,若患者存在凝血功能障碍,血肿可能延伸至腹膜后。

(5)肠穿孔:很少见,可能发生于股疝患者,穿刺导致的肠损伤多是自.限性的,但是若引发血管污染,可能发生严重的并发症。

(6)膀胱穿孔:可能发生于膨胀的膀胱。

(7)腰肌脓肿。

(8)股神经损伤致感觉异常。

(9)感染。

(10)股静脉或髂静脉血栓形成。

(二)股动脉穿刺术

股动脉穿刺常被用于左侧旁路和左心室室性期前收缩(早搏)和室性心动过速的消融。

1.局部解剖关系　股动脉是髂外动脉至腹股沟韧带以下的部分。位于股三角内,由外向内分别是股神经、股动脉和股静脉。在腹股沟中、内1/3交接处扪及股动脉搏动最明显处,对于肥胖患者,需稍加压才能触及明显的股动脉搏动。

2.操作步骤

(1)定位:左手示指、中指和无名指在腹股沟韧带上或稍下方持续触及股动脉搏动最强处并定位其走向,将腹股沟韧带下方2~3cm处作为穿刺点。

(2)局部麻醉后,在预定穿刺点作一小切口,用文氏钳钝性分离皮下组织。

(3)右手持穿刺针向预设穿刺点进针,穿刺针与皮肤呈30°~40°,与正中线呈10°~20°。

(4)当针头靠近股动脉时可以感到轻微的搏动感,一旦向下突破股动脉,穿刺针尾即可见搏动性喷出的动脉血流。如血液喷射不畅,可稍微前后调整穿刺针。

(5)确定针尖完全位于血管腔内,此时左手固定针头,右手迅速将导引钢丝柔软端插入穿刺针,并沿股动脉送入钢丝15~20cm。

(6)随即撤出穿刺针,沿钢丝插入动脉鞘管,此时注意导引钢丝必须有一段暴露在套管尾端之外。

(7)用湿纱布清洁导引钢丝,在鞘管全部送入血管后,从鞘管中将扩张管和钢丝一起拔出,最后抽吸并冲洗鞘管以备用。

(8)注意进入左心系统必须使用肝素并需肝素化。一般给予3000~5000单位冲击量,继以每小时1000单位维持或根据需要加减,使活化全血凝固时间保持在250~300s。

3.并发症和注意事项　股动脉穿刺时,若向血管内送入导引钢丝需注意手感,避免用力过猛。若遇到阻力,应退出钢丝,观察穿刺针尾部是否有血流喷出,确定穿刺针是否仍在血管内。若血流消失或呈点滴状,需轻柔地调整穿刺针方向或角度,直至血流呈喷射状,随后再次推送导引钢丝。若血流很好,但钢丝推送不畅,可以在X线下观察钢丝走向,确定钢丝在动脉内。

股动脉穿刺时,选择穿刺部位不能过低或过高。过高,撤管后不易压迫止血,易造成后腹膜血肿;过低,易进入浅表股动脉,而不是股总动

脉,术后易形成假性动脉瘤。与股动脉穿刺相关的并发症主要包括:

(1)股动脉穿刺过程中的并发症

1)动脉夹层:在股动脉导管插入过程中,由于髂股动脉狭窄或走行迂曲致较粗硬的导丝或导管通过不畅,若强行插入,可使导丝或导管头端进入血管内膜下形成夹层。

2)导引钢丝嵌顿:在股动脉穿刺过程中导丝可嵌顿于股动脉分支,出现导丝前进时有阻力而又不能回撤的局面,如强行拔出可导致导丝折断或撕裂股动脉壁。

3)导引钢丝滑入股动脉内:导丝滑入股动脉是一种操作失误所致的并发症,为鞘管跟进过程中扩张器将短导引钢丝带入股动脉所致。

4)鞘管进入血管周围间隙:导丝沿穿刺针跟进过程中,如碰到穿刺针易使之移位于股动脉鞘内,或者导丝直接穿出股动脉,导丝沿腰大肌前缘进入腹膜后间隙。

(2)股动脉穿刺后并发症

1)血肿:股动脉穿刺最常见的并发症。

2)血栓形成:股动脉穿刺部位血栓形成是常见的股动脉穿刺点并发症之一,其主要原因包括股动脉内膜损伤、鞘管内外壁血栓形成、股动脉穿刺部位存在粥样硬化的基础病变等。

3)假性动脉瘤:主要发生原因有:①穿刺部位偏低。股浅动脉因管径细、位置深及周围无股动脉鞘包裹,穿刺不易成功。如刺入股浅动脉,一则因血管口径细小致损伤相对较大,二则拔管后因血管周围均为软组织不易压迫止血。②动脉导管或鞘管的型号过大。③技术不熟练及压迫不当。④术中及术后使用抗凝药物。⑤术后过早活动。⑥老年、女性、肥胖亦是主要危险因素。预防假性动脉瘤的关键是准确的股动脉穿刺和拔除鞘管后的有效压迫止血和加压包扎。

4)动静脉瘘

5)血管迷走反射:因常在拔管时发生,又称为"拔管综合征"。

（三）颈内静脉穿刺术

1966 年,Hemosura 首先报道了成人颈内静脉穿刺术。颈内静脉穿刺术主要用于冠状窦导管的放置。

1.局部解剖关系 颈内静脉从颅底颈静脉孔穿出,颈内静脉、颈动脉与迷走神经一起被包裹在颈动脉鞘内,与颈内和颈总动脉伴行,先位于颈内动脉后侧,然后在颈内与颈总动脉的外侧下行,最后,在锁骨下静脉汇合处,颈内静脉在颈总动脉的外侧稍偏前方。颈内静脉上段在胸锁乳突肌胸骨头内侧,中段在胸锁乳突肌 2 个头的后方,下端位于胸锁乳突肌胸骨头与锁骨头构成的颈动脉三角内。颈内静脉末端后方是锁骨下动脉、膈神经、迷走神经和胸膜顶,在该处颈内静脉和锁骨下静脉汇合,汇合后右侧进入右头臂静脉,左侧进入左头臂静脉。右胸膜顶较左侧低,右侧颈内静脉的穿刺点到乳头的连线处,几乎与颈内静脉的走向平行,比左侧粗,容易穿刺,更不会有穿破胸导管之危险,所以右颈内静脉是首先选择的途径。

2.操作步骤

(1)定位:一般选用右侧颈内静脉穿刺。患者头转向左侧,穿刺部位在胸锁乳突肌中缘与外侧缘所构成的三角顶端处。左手在三角顶部触及颈动脉搏动。

(2)用 1%利多卡因局部麻醉,同时可以穿刺确定静脉部位。

(3)在预定穿刺点作一纵行小切口,约 2~3mm。

(4)使用带注射器穿刺针进行静脉穿刺,穿刺针与胸锁乳突肌锁骨头外缘平行,针尖朝向右侧乳头,与皮肤呈 30°角。

(5)注射器保持一定负压下缓慢进针,看到血液通畅流入注射器。

(6)当静脉血顺利回抽入注射器后,嘱患者屏住呼吸并迅速撤走注射器,立即用手指堵住针头尾端,再通过穿刺针推送导引钢丝,撤出穿刺针,嘱患者平静呼吸。

(7)在 X 线透视下,证实导引钢丝进入右房、下腔静脉后再送入扩张管和鞘管。

（8）从鞘管中拔出扩张管和导引钢丝，最后抽吸并冲洗鞘管以备用。

3.并发症和注意事项　颈内静脉穿刺发生气胸的危险性较锁骨下静脉穿刺时低，一般以右侧颈内静脉应用为多，因其管径较粗大，与上腔静脉和右房几乎呈一直线，导管比较容易到达位置；并且右肺尖和胸膜也比左肺低，不易碰到大的胸导管。穿刺时不宜进针过深或偏内，避免损伤胸膜顶端或颈动脉。如误穿颈动脉应退针后压迫止血，以避免血肿形成。确认不再出血后，可在同侧继续穿刺，但不要再穿刺对侧颈内静脉，以免对侧也发生误穿，造成两侧血肿相连压迫患者气管造成窒息。同时，穿刺时应注意防止空气进入静脉系统。与穿刺颈内静脉相关的并发症包括：①感染；②出血、血肿；③误穿颈动脉；④血栓形成；⑤气胸、血气胸；⑥动静脉瘘；⑦中心静脉穿孔；⑧空气栓塞；⑨心律失常；⑩乳糜胸；⑪损伤周围神经；⑫其他少见并发症如纵隔积血、心脏压塞、气管穿孔等。

（四）锁骨下静脉穿刺术

1962 年，Wilson 最先开展锁骨下静脉穿刺术进行中心静脉插管。目前，锁骨下静脉穿刺术在心脏电生理检查和射频消融治疗中主要用于冠状窦导管的放置。

1.局部解剖关系　锁骨下静脉是腋静脉的延续，位于肋-锁-斜角肌三角内。锁骨下静脉和颈内静脉汇合处后方约 5cm 为肺尖。锁骨下静脉从外下向内上走行，当与第一肋交叉后转至走行于锁骨下动脉前下方。由于锁骨下动脉位置较深，其搏动大部分难以触及，仅在少数消瘦的人可触及外段搏动，因此锁骨下静脉穿刺多为盲穿或在 X 线透视或血管造影指导下穿刺。

2.操作步骤　左右锁骨下静脉都可以使用，但左侧锁骨卜静脉更有利于放置导管，导管容易顺势进入右心房和右心室。

（1）定位：穿刺时患者取头低脚高位，头偏向对侧，取锁骨下缘约 1cm 锁骨中内 1/3 交点处作为穿刺点进针。

（2）用1%利多卡因局部麻醉后,在预定穿刺点作一纵行小切口,约2～3mm。

（3）将左手拇指按在穿刺点内侧,示指或中指按在胸骨上凹上方。

（4）穿刺针贴近皮肤或与皮肤呈20°～30°角向内向上穿刺,针头方向指向胸骨上凹至环状软骨之间。

（5）注射器保持一定负压下缓慢进针,直至看到血液通畅流入注射器。

（6）当静脉血顺利回抽入注射器后,嘱患者屏住呼吸并迅速撤走注射器,立即用手指堵住针头尾端,再通过穿刺针推送导引钢丝,撤出穿刺针,嘱患者平静呼吸。

（7）在X线透视下,证实导引钢丝进入右心房、下腔静脉后再送入扩张管和鞘管。

（8）从鞘管中拔出扩张管和导引钢丝,最后抽吸并冲洗鞘管以备用。

3.并发症和注意事项　穿刺锁骨下静脉时应与颈内静脉穿刺相似,防止空气进入静脉系统。锁骨下静脉穿刺时,注意进针位置,避免过外和过深,尤其对于存在慢性阻塞性肺部疾病合并桶状胸等胸廓畸形者,更易导致气胸发生。若误穿至锁骨下动脉,应立即拔出针头并局部压迫数分钟,一般无不良反应。若鞘管已经误入锁骨下动脉,应作好外科手术准备,可先行保守处理,包括:先拔出鞘管,重压穿刺部位;或在穿刺部位做横切口,分离皮下组织,将手尽可能靠近鞘管进入锁骨下动脉部位,拔出鞘管进行压迫;或在保留导丝的前提下,逐渐更换更小的鞘管同时局部压迫。锁骨下静脉穿刺与颈内静脉穿刺的主要并发症相似,但其发生率有所不同(表2-1)。锁骨下静脉穿刺时可能发生喉返神经和臂丛神经损伤等少见特殊并发症。

表 2-1　颈内静脉、锁骨下静脉和股静脉穿刺并发症发生率比较

并发症	颈内静脉	锁骨下静脉	股静脉
误穿动脉	6.3%～9.4%	3.1%～4.9%	9.0%～15.0%
血肿	<0.1%～2.2%	1.2%～2.1%	3.8%～4.4%
血胸	未见	0.4%～0.6%	无
气胸	0.1%～0.2%	1.5%～3.1%	无
总计	6.3%～11.8%	6.2%～10.7%	12.8%～19.4%

第三节　冠状动脉造影术

　　用冠状动脉造影术直接显影心脏冠状动脉是现代医学史上开创性进步,并由此产生了 1967 年首次完成的冠状动脉搭桥术,1964 年首次完成腔内血管成形术,1974 年首次完成经皮腔内周围血管球囊成形术,1977 年首次完成经皮腔内冠状动脉球囊成形术。由于我国冠状动脉疾病的高患病率,冠状动脉造影仍是冠状动脉疾病重要的诊断方式。本节重点介绍冠状动脉解剖和冠状动脉造影技术及其在临床的应用。

一、原理

(一)冠状动脉解剖和异常

　　右冠状动脉(RCA)起源于右冠状动脉窦,发出后走行于右房室沟。通常圆锥动脉和窦房结动脉发自 RCA。约 85% 的人后降支起源于 RCA,即右冠优势型冠状动脉。左主干冠状动脉起源于左冠状动脉窦,在距离其起点数厘米处分为走行于前室间沟的左前降支(LAD)冠状动脉和走行于左房室沟的左回旋冠状动脉。在少数的情况下,在两动脉间分出中间动脉。

　　冠状动脉解剖异常发生率为 1%～1.5%。这些异常大多是良性

的。最常见的冠状动脉异常是前降支动脉和左回旋支动脉各自独立从主动脉窦起源,即缺少左主干冠状动脉或前降支与回旋支共同开口,发生率为 0.4%～1%,有时可能与二叶主动脉瓣相关。其他常见异常包括左冠状动脉起源于右冠状动脉窦,右冠状动脉起源于左冠状动脉窦或升主动脉前壁,单个冠状动脉开口即单根冠状动脉,冠状动脉起源于肺动脉等。

(二)冠状动脉造影技术

冠状动脉造影可以显示冠状动脉的开口和行程,确定有无冠状动脉异常,并提供狭窄病变的位置和程度等信息。冠状动脉造影是指经导管直接向左、右冠状动脉内注射不透 X 线造影剂,在 X 线下显示冠状动脉分支走行和病变。经典的动脉入路为股动脉,现在也常使用桡动脉,肱动脉和腋动脉也可作为特别状况下动脉入路的选择。经皮穿刺动脉成功后,需行血液部分肝素化,即经动脉或静脉给入普通肝素 2000～5000U。分别使用左、右冠状动脉造影导管,造影导管沿指引导丝顺序进入主动脉根部,移去导丝,连接压力检测,保持整个系统无气体等异物,在透视引导下进行冠状动脉选择性插管,导管进入冠状动脉内并无压力衰减的状态下,在 X 线摄影期间注入造影剂,在多个体位获取冠状动脉图像资料,在冠状动脉造影全过程中连续监测动脉血压和心电图。根据升主动脉及窦部形状大小、冠状动脉开口部位和方向、动脉入路不同等情况选择合适的左右冠状动脉造影导管。

(三)选择性冠状动脉造影提供的信息

1.主要冠状动脉起源。

2.冠状动脉的大小。

3.冠状动脉的行程。

4.起源于大中型冠状动脉的分支。

5.管腔不规则的程度和位置。

6.有无冠状动脉瘘管。

7.有无桥血管及状态。

8.有无血栓及状态。

9.有无动脉瘤及分布大小。

10.动脉管壁有无钙化及程度。

11.有无痉挛及对硝酸甘油的反应。

12.冠状动脉病变斑块的位置、狭窄及偏心程度、长度、对分支的影响。

(四)冠状动脉造影的体位

左冠状动脉造影最常用的体位为右前斜位、左前斜位及前后位分别结合头位和足位所获得的角度。右冠状动脉造影最常使用的体位包括右前斜位和左前斜位结合或不用头位所获得的角度,必要时根据病变部位及冠状动脉解剖特点增加特殊体位。当冠状动脉有变异或者狭窄的位置被遮盖时,也需特殊体位加以暴露。

(五)冠状动脉造影结果分析

在临床实践中常用的分析血管造影定性判断方法是对病变狭窄部位进行视觉识别,定量判断方法是将病变狭窄段的最小直径与相邻的正常节段冠状动脉作为参考段进行比较。定量判断可由经验丰富的医师目测评估狭窄程度,也可通过计算机程序进行计算。但由于动脉粥样硬化斑块往往偏心,需要用正交体位视图确定狭窄的程度。

在冠状动脉造影时,冠状动脉血流量一般采用心肌梗死溶栓治疗(TIMI)分级。血流定义为 TIMI 血流 0 级表示动脉完全阻塞;TIMI 1 级血流表示病变严重,只有小量造影剂通过狭窄处,但不能完全充盈整个动脉;TIMI 2 级血流表示造影剂能通过狭窄病变完全充盈冠状动脉终末段,但可察觉到造影剂流入和清除速度比正常的冠状动脉血流明显减慢;TIMI 3 级血流表示"正常"的冠状动脉血流。TIMI 血流指数具有较好的预后价值。

微血管功能的完整性可以用冠状动脉造影时获得的心肌呈色分数评估,即测量特定心肌区域造影剂的密度和冲刷洗脱速度。该指标与心肌梗死后左心功能恢复和临床预后相关。在急性心肌梗死中,心肌呈色分数合并 TIMI 血流分级、抬高的 ST 段回落程度和速度是判断临床预后重要指标。

二、临床应用

冠状动脉造影可以单独进行或作为心导管检查或介入程序的一部分。左心室造影术常作为冠状动脉造影的一部分。接受冠状动脉造影的患者还有可能接受其他血管床的血管造影，例如对有顽固性高血压患者进行肾血管造影；有间隙性跛行症状的患者可能需要接受下肢动脉造影；需行左内乳动脉移植法治疗冠状动脉病变时行锁骨下动脉造影等。

（一）冠状动脉造影适应证

冠状动脉造影最重要的临床价值是确定冠状动脉粥样硬化病变是否存在、位置及严重程度。冠状动脉造影可以为冠心病诊断提供必要的信息，决定其预后，并在决策是否血运重建方面起重要作用，即通过冠状动脉造影选择经皮冠状动脉介入治疗或冠状动脉搭桥术治疗冠状动脉狭窄病变。另外，冠状动脉造影是诊断冠状动脉肌桥、瘘、痉挛、栓塞、动脉瘤、动脉炎等异常病变的重要手段。

最常见的适应证是有症状的冠心病，即稳定型心绞痛或急性冠状动脉综合征。不太常见的适应证包括心脏瓣膜病手术前、充血性心脏衰竭病因诊断，心、肺或肝移植前冠状动脉状态的评估；心脏移植手术后的定期评估和先天性心脏疾病。其他需要行冠状动脉造影的情况包括幸存下来的心源性猝死患者、室性心动过速病因诊断、高风险职业体检、血运重建术后有缺血表现等。临床行冠状动脉造影患者按发生频率排序见表 2-2。

表 2-2　临床行冠状动脉造影患者按发生频率排序

劳力性心绞痛	先天性心脏疾病
非 ST 段抬高型心肌梗死	近端主动脉和(或)主动脉弓动脉瘤
充血性心力衰竭	修复术前评估
ST 段抬高型心肌梗死	主动脉夹层修复术前评估
心脏瓣膜病	心、肺、肝移植前评估
心源性休克	室性心律失常和(或)心源性猝死幸
溶栓后 ST 段抬高(紧急血管成形术)	存者
其他	异常高风险的职业压力测试
心脏移植后的年度评估	血管成形术后缺血
肥厚型心肌病的胸痛	心脏移植术后评估
缩窄性心包炎	冠心病患者行高风险心脏外科手术

(二)胸痛患者中冠状动脉造影的评价与使用

因为冠状动脉造影为侵入性检查,有相关的风险,医师和患者应评估该检查所涉及的风险效益比。冠状动脉造影的使用是基于证据权重评级或支持的指征为Ⅰ类和Ⅱa类,而不能充分证明有用或有效的Ⅱb类或Ⅲ类适应证患者应很少或不应用。Ⅱa类适应证的许多患者都可能进行血管造影,也有较少的Ⅱb类适应证的患者进行冠状动脉造影。该检查在不同的医师和地区存在差异,例如在一些地区冠状动脉造影等介入检查方法较常规使用,而在有些地区则以非侵入性方法进行检查更受到青睐。

Ⅰ类:指已证实和(或)一致公认有益、有用和有效的操作或治疗,应该使用。

Ⅱ类:指那些有用性和(或)有效性的证据尚有矛盾或存在争议的操作或治疗。

Ⅱa类:有关证据和(或)观点倾向于有用和(或)有效,应用这些操作或治疗是合理的。

Ⅱb类:有关证据和(或)观点尚不能充分证明有用和(或)有效,可以考虑应用。

Ⅲ类:指已证实和(或)一致公认无用和(或)无效,并对某些病例可能有害的操作或治疗,不推荐使用。

对证据来源的水平表达如下:

证据水平 A:来源于多项随机临床试验或汇总分析。

证据水平 B:来源于单项随机临床试验或多项非随机对照研究。

证据水平 C:仅为专家共识意见和(或)小规模研究、回顾性研究、注册研究结果。

疑似缺血性胸痛患者的评价中最重要的两个问题是确定冠状动脉病变程度和左心室功能状态。可以直接使用心导管检查或间接的运动试验等进行评价。如果患者为稳定劳力时出现症状,平板运动试验可以提供诊断和预后的信息。除了心电图结果,该测试提供运动时的血压反应、症状出现时的运动程度及症状持续时间等信息。核素扫描成像能确定心肌灌注状态,超声心动图成像可确定左心室功能及心室壁运动状态。对于运动平板心电图不能确定的患者,血管造影是必要的,如左束支传导阻滞。平板试验阳性的患者需行冠状动脉造影术以明确冠状动脉病变程度以便决定下一步治疗策略。

运动负荷试验结果阳性是进行冠状动脉造影的指征。如果药物治疗患者症状得到控制,或者运动负荷试验的信息(如运动、缺血程度的持续时间)提示预后良好,则不需进行冠状动脉造影。只有很少一部分运动负荷试验正常的患者需要进行冠状动脉造影,对于具有典型缺血症状但运动负荷试验结果正常的患者,考虑结果为假阴性,仍需要进行冠状动脉造影检查。

对于有典型症状的稳定患者和所有不稳定症状患者,可以只进行心导管检查而不需要先行负荷试验。这些患者包括非常典型的心绞痛、充血性心力衰竭、心肌梗死病史、血运重建史和(或)低运动量即出现缺血症状(Ⅲ级或Ⅳ级)。此外,对于不稳定症状的患者,应紧急进行导管介入检查,特别是急性非 ST 段抬高型心肌梗死或急性 ST 段抬高型心肌梗死。不稳定型心绞痛患者应较早或尽快进行血管造影明确病变并给予介入治疗或其他相应治疗。

CT冠状动脉造影是另一种用来评估冠心病严重程度的方法。多层螺旋CT通过静脉注射造影剂观察冠状动脉。这种技术通常简称为CT血管造影,可高灵敏度检测冠状动脉钙化和斑块,但与介入性冠状动脉造影相比,其对病变狭窄程度准确量化程度较低。目前CT冠状动脉造影主要用于有患病可能的筛查,其推广应用受限于多层螺旋CT较高的X线辐射剂量,需要相对心动过缓,而且不同图像分析者获得的结果存在差异。

(三)冠状动脉造影禁忌证

冠状动脉造影唯一的绝对禁忌证是缺乏患者同意。

造影过程可能使某些存在基础疾病或特异体质的患者在一定条件下风险增加,所以存在相对禁忌证。如急性肾衰竭或严重肾功能不全患者,可使肾功能状态进一步恶化,尤其是糖尿病患者,是造影剂肾病的高危人群。对于严重凝血功能障碍患者,如并存血液性疾病或长期服用药物如华法林,进行冠状动脉造影介入检查时患者的血液和周围血管并发症风险增加。患者需要在手术过程中保持仰卧,故失代偿心脏衰竭可导致急性左心功能不全造成严重呼吸衰竭。注射造影剂时,有电解质紊乱和(或)洋地黄中毒的患者易发生恶性心律失常。其他相对禁忌证包括患者无法合作、严重感染、造影剂过敏、没有控制的高血压、严重的周围血管疾病、妊娠等。因为在这些情况下,有可能发生危及生命的并发症,评价冠状动脉造影的风险效益比是必要的,需要详细告知患者和(或)家庭成员,并采取一切可能的预防措施,以尽量减少潜在的不良后果。

(四)冠状动脉造影局限性

尽管冠状动脉造影可以观察血管管腔状况,但无法提供血管管壁状态及病变斑块成分等信息。明确病变狭窄的严重程度,需要确定一个适当的参考段进行比较,由于粥样斑块的弥漫性,使得参考段的确定存在一定困难。此外,即使确定了一个适当的参考节段,但在判断冠状动脉狭窄和冠状动脉血流动力学障碍时仍会出现偏差。

为了弥补冠状动脉造影的这些限制,常需要进行血管内超声、OCT和压力导丝分析检查技术。血管内超声和 OCT 提供了二维横截面,血管的三层结构内膜、中膜和外膜通常可以被识别和鉴定,可以识别管腔的截面积、壁厚、斑块面积等量化指标,以及提供血管壁钙化状态、血栓、夹层等信息。OCT 对易损斑块的识别有一定的优势。

运用压力导丝技术可以检测冠状动脉病变对冠状动脉血流动力学的影响,通过导丝远端的压力传感器可以获得冠状动脉狭窄远端冠状动脉内血流产生的压力。在最大冠状动脉充血的情况下通过测定远端冠状动脉压力与主动脉压力之间的压差比值,可以计算出冠状动脉血流储备分数。血流储备分数测定可用来评估临界病变的临床意义和是否需要进一步介入治疗。

(五)冠状动脉造影并发症

冠状动脉造影术严重并发症如死亡、心肌梗死或卒中的风险约为0.3%。

其他常见的并发症包括外周血管并发症、心律失常等,总的并发症风险小于 2%。

下列情形时并发症发生率增加,如休克、急性冠状动脉综合征、肾衰竭、左主干病变、严重瓣膜病、高龄、有周围血管疾病、造影剂过敏反应、充血性心力衰竭等。随着导管器材改进、导管操作技术提高及成熟,冠状动脉造影并发症逐步降低。

第四节 经皮冠状动脉介入治疗

经皮冠状动脉介入治疗(PCI)是指采用经皮穿刺技术送入球囊导管或其他相关器械,解除冠状动脉狭窄或梗阻,重建冠状动脉血流的技术。

一、PCI治疗的适应证与禁忌证

(一)稳定心绞痛

对于慢性稳定性心绞痛患者PCI治疗的目的为改善预后和缓解症状,因而对于PCI的选择从这两方面进行全面评价。

改善预后的适应证:①左主干或LAD近段狭窄>50%,且存在心肌缺血证据或FFR<0.8;②伴左室功能减退的2~3支血管病变,且存在心肌缺血证据或FFR<0.8;③证实有大面积心肌缺血(>10%左心室面积);④单支供血血管狭窄>50%,且存在心肌缺血证据或FFR<O.8。

缓解症状的适应证:①伴有心绞痛症状的任何>50%狭窄病变,且最优化药物治疗无效的患者;②合并呼吸困难、慢性心功能不全等症状且大面积心肌缺血(>10%左心室面积)由狭窄>50%的血管供血。

对于非LAD近段的单支病变且缺血≤10%、经优化药物治疗后无运动诱发缺血症状的患者,不宜行PCI治疗。

(二)非ST段抬高型急性冠状动脉综合征(NSTE-ACS)

NSTE-ACS包括不稳定性心绞痛和非ST段抬高型心肌梗死。对NSTE-ACS患者进行风险评估是决定后续治疗的关键。

对于症状反复发作且合并高危因素(肌钙蛋白升高、ST-T改变、糖尿病、肾功能不全、左室功能减低、既往心肌梗死、既往PCI或CABG史、GRACE风险评分>109分,对于合并难治性心绞痛、心力衰竭、恶心室性心律失常及血流动力学不稳定者,推荐发病2h内行PCI;对于GRACE风险评分>140分或肌钙蛋白增高或ST-T改变的NSTE-ACS者24h内行PCI。

低危至中危NSTE-ACS患者,采用延迟介入治疗。严重合并症患者(如肝功能和肺功能衰竭、癌症),不主张早期PCI治疗。

（三）急性 ST 段抬高型心肌梗死（STEMI）

PCI 能有效降低 STEMI 总体病死率并改善预后。但总体病死率降低的获益取决于以下因素：发病时间；梗死部位及心功能状况；年龄及合并疾病情况；用药情况；医生经验及导管室人员熟练配合程度及进门-球囊扩张（D to B）时间。

1.直接 PCI　发病 12h 内的 STEMI 患者采用介入方法直接开通梗死相关血管（IRA）称为直接 PCI，是最有效降低病死率的治疗方法。

2.转运 PCI　指将患者转移至有条件的医院行急诊 PCI，主要适用于患者所处的医院无行直接 PCI 的条件，而患者有溶栓治疗禁忌证，或虽无溶栓禁忌证但发病已>3h，尤其为较大范围 MI 和（或）血流动力学不稳定的患者。

3.补救 PCI　指溶栓失败后 IRA 仍处于闭塞状态.而针对 IRA 所行的 PCI。溶栓剂输入后 45～60min 患者胸痛无缓解和心电图示 ST 段无回落，临床提示溶栓失败。

4.易化 PCI　指发病 12h 内拟行 PCI 的患者于 PCI 前使用溶栓治疗，以期缩短开通血管时间，使药物治疗和 PCI 更有机结合。临床研究结果表明，易化 PCI 结果劣于直接 PCI。因此，目前已完全否定了应用全量溶栓剂后立即行易化 PCI 的策略。

二、PCI 操作流程

（一）术前准备

1.术前应继续口服原有抗心绞痛药物。

2.抗血小板制剂：术前 3d 开始口服阿司匹林 100mg/d，对未服用过阿司匹林而须急诊 PCI 者应于治疗前立即给予 300mg 嚼服。对计划行 PCI 术者还应口服氯吡格雷，术前 3d 开始服氯吡格雷 75mg/d，未服用过的应于 6h 前服用氯吡格雷负荷剂量 300mg，术前准备时间不足 6h，需服用 600mg 负荷剂量。ACS 的介入治疗（包括 STEMI）还可合用血小板 GP Ⅱ b/Ⅲ a 受体拮抗药。

3.慢性肾功能不全或对比剂肾病高危的患者应于术前 6～8h 开始持续静脉滴注生理盐水 100ml/h,直至术后 6～8h,建议使用等渗对比剂。

4.患者术前应备皮、行碘过敏试验、当天早晨禁食(安排下午手术者可酌情进少量流食),患者入导管室前可酌情给予镇静剂。过敏体质或既往对对比剂过敏者建议术前给予地塞米松 5mg。

5.医生应全面了解患者临床情况,向患者和(或)家属解释操作的大致过程及须与医师配合的事项,并签署知情同意书。

6.拟经桡动脉 PCI 的术前做 Allen's 试验。

(二)器材的选择

1.导引导管　　根据不同冠状动脉解剖和病变特征来选择导引导管的类型。最常用导引导管包括 JL、JR、XB、EBU、AL 等导引导管。按大小分为 5F、6F、7F、8F 等。

Judkins 导管到位后其第二弯曲不与主动脉壁接触,其支撑力仅仅来源于导管本身的结构,支撑力不强。普通病变时 JL 和 JR 型导引导管可以满足左右冠状动脉 PCI 的需要。左冠状动脉介入治疗时,当遇到扭曲、钙化、闭塞、长病变时为了增强导管支撑力可选用 XB、EBU、AL 等导管。XB、EBU 导管的第二弯曲与左冠状动脉开口对侧主动脉壁的贴合段更长,比 JL 导管的点状支持提供更强的被动支持力。AL 的第二弯曲整个与主动脉根部贴合,能够提供超强的支撑力。右冠状动脉介入治疗时,为增强导管支撑力通常选用 AL 导引导管,还可选择 XBRCA、XBR、AR 等导管。

经桡动脉途径介入治疗者,除以上常用导管外还可选用一些专门用于桡动脉治疗的导管,如 Kimny Runway 导管、Radial Runway 导管、Fajadet JF 导管等。

IMA 导管是专门设计用于乳内动脉的导引导管;LCB/RCB 则是专门设计用于大隐静脉桥血管病变的导引导管。

2.导引钢丝　按尖端的软硬程度,可分为柔软钢丝、中等硬度钢丝和标准硬度钢丝 3 种类型。按病变分可分为通用型导丝和闭塞型导丝。在 PCI 术中,依据病变特点正确选择导引导丝是 PCI 成功的关键之一。

(1)普通病变:一般选择尖端柔软又具备顺应性的导丝。如 BMW、Floppy Ⅱ、Whisper、Pilot 50、ATW、PT2、Runthrough NS、Miracle 等导丝。

(2)扭曲、成角病变:要求导丝具有易于通过扭曲血管的柔软尖端,还应具备良好的血管跟踪性及顺应性,同时应有较强的拉伸扭曲血管的能力,以使球囊、支架能够顺利通过扭曲、成角血管到达病变处。Whisper MS、Pilot 50、Traverse、ATW、PT2、Runthrough NS、Rinato 导丝。

(3)分叉病变:需对吻球囊扩张时,往往需要选择一些操控灵活、顺应性及支持力好的导丝,以求顺利穿过支架网孔到达边支。可选择超滑的软导丝如:Whisper、PT2、Pilot50 导丝,还可以选择非聚合物涂层的导丝如:Runthrough NS、Rinato、ATW 等导丝。

(4)某些需要超强支持的病变:如严重钙化、扭曲、成角的病变血管,要求导丝具有柔软的头端和更好的支持力,以便拉伸血管输送体积较大的治疗装置如切割球囊或较硬、较长的支架到达病变处。符合这一要求的导丝有 Extra Support、Supersoft、Cross Wire NT 等导丝。

(5)急性心肌梗死闭塞病变:不主张使用聚合物涂层的超滑导丝,因超滑导丝尖端触觉反馈性能差,导丝极易进入假腔而术者浑然不觉。建议使用缠绕型导丝,增加尖端触觉反馈能力,减少进入夹层的几率。如 Super Soft、BMW、ATW 等导丝。

(6)慢性闭塞病变(CTO):CTO 病变对导丝选择的要求较高。①对于短、硬的 CTO 病变推荐 Shinobi 导丝,该导丝又硬又滑,穿透力很强,使用要小心。②对于近端有残端,闭塞处无分支的 CTO 可选择超滑导丝，如 Cross NT、Pilot、PT2。③当遇到断端不清，有分支的 CTO 病变时可选择金属缠绕头端导丝如 Miracle、Cross IT、Conquest 等。④CTO 长闭塞段合并扭曲、钙化的建议使用亲水涂层导丝，如 Cross NT、Whisper 和 Pilot 系列导丝。⑤闭塞段长度＞20mm，闭塞时间＞6 个月的 CTO 可先选择尖端缠绕形导丝如 Miracle、Cross IT、Conquest 导丝刺破闭塞段近端纤维帽，再用超滑型导丝如 Cross NT、Pilot、PT2 通过长的闭塞段远端。

　　3.球囊导管　　球囊按与导丝的关系分整体交换球囊、快速交换型和尖端固定导丝型。球囊按特性不同分为顺应性、半顺应性和非顺应性球囊。还有一些特殊的球囊如双导丝球囊、切割球囊、乳突球囊、药物球囊等。球囊导管的选择主要根据病变特点，选择直径和长度合适的球囊。扭曲和严重狭窄的病变要选择外形小，弯曲性、推送性好的球囊；对于病变软硬程度选择顺应性、半顺应性或非顺应性高压球囊。

　　4.支架　　按支架结构分类：管状、环状和网状支架；按材料分类：医用不锈钢、新型钴合金和可降解支架；按支架表面处理分类：金属裸支架和药物涂层支架。根据支架网眼大小分类：闭球支架和开环支架。一般在血管开口部和血管近端病变处常选用径向支撑力好的管状支架，远端血管或病变处极度弯曲的病变常选用柔顺性好的环状支架，附近有大分支的病变选用有较大侧孔的支架。药物支架因为再狭窄率低而被广泛应用，但对于不能耐受较长时间双重抗血小板治疗（如＜3 个月）或近期拟行外科手术（1 年内）的应使用金属裸支架。一般选择支架与血管直径之比为 1.1∶1 为宜，支架的长度选择要能覆盖整个病变，如长度不够可选择两个支架，但保证两枚支架间部分重叠以避免因支架之间出现无药物覆盖的间隙而导致再狭窄率增高。

（三）PCI 基本操作方法

1.血管入路

（1）经股动脉途径：PCI 操作方便。缺点是患者术后需要长时间卧床；易发生局部血肿、假性动脉瘤、动静脉瘘和腹膜后血肿等并发症。

（2）经桡动脉途径：压迫止血容易，出血并发症少，术后患者不需要长时间卧床。缺点是操作不如股动脉途径操作方便，血管内径较小插入较大鞘管受限。

2.抗凝药物应用　在穿刺成功置入动脉鞘后经鞘管侧臂注射肝素2500U，决定进行 PCI 的患者，在插入导引导管前追加 5000～7500U 肝素（或 70～100U/kg），总量不超过 10000U，使 ACT 保持着 300～350s。

3.导引导管置入　导引导管尾端经"Y"形连接管与高压三通板连接，肝素水冲管。在 J 型导丝导引下无阻力前进。推送导引导管至冠状窦底，撤出导丝，回抽确认导管通道内无气泡，肝素水冲管。调节导引导管进入冠状动脉开口，注意压力波形的变化。推送和调节导引导管到位一般在左前斜 45°的投照体位操作。

4.送入导丝　肝素水冲洗导丝，根据需要将导丝头端适当塑形以利于导丝进入冠状动脉到达远端。将塑形好的导丝经持针器送入导引导管，在 X 线透视下推送导丝进入冠状动脉。利用导丝调节器调整导丝头端方向，使导丝进入所需要的冠状动脉属支。冠状动脉内推送导丝时，可间断注入少量对比剂以确认导丝在正确的路径内。

5.送导丝入冠状动脉属支的投照体位　导丝进入左冠状动脉主支如前降支或回旋支时的投照体位一般在蜘蛛位，此体位可充分展开前三叉，利于导丝进入所需的主支。导丝如进入前降支后一般调整投照体位至左肩或右肩位，以便完整展开前降支及其分支。导丝进入回旋支一般调整投照体位至右足位，可完整显示回旋支及其分支。

导丝进右冠状动脉一般在左前斜 45°的投照体位下操作。如导丝需要进入后降支或左室后支远端可在后前＋头位的投照体位，此体位能充分展开右冠远端分支血管。

6.球囊扩张　球囊扩张冠状动脉狭窄病变的目的:①作为单独球囊扩张血管成形术,即 PTCA;②为了将严重狭窄的病变适当扩张为后面置入支架做准备,即预扩张。

球囊的大小通常选择比参考血管直径<0.5mm 直径的球囊。导丝到位后,经导丝送入球囊导管,注入少量对比剂或造影以确定球囊定位准确后,在透视下用压力泵加压使球囊扩张,扩张时注意观察球囊充盈情况以判断病变是否充分扩开。加压的时间通常为 10~20s,加压后将压力泵抽成负压状态。球囊加压扩张进程中需要注意患者的症状,心电图及压力变化。

如病变在较高压力下仍无法扩开,则不能置入支架,需使用非顺应性高压球囊、乳突球囊或双导丝球囊扩张病变。对于无法扩开的明显钙化病变可能需旋磨后置入支架。

7.支架置入　病变充分预扩张后即可置入支架。支架置入前须正确判断病变长度和血管直径,选择相应的支架。支架置入过程与置入球囊类似,当支架送至病变部位时,要多体位造影充分评估支架置入部位的准确性。根据支架的命名压及病变情况由术者决定支架扩张的压力和扩张时间。支架扩张释放后需要行多体位造影或应用其他方法如血管内超声(IVUS)评价支架贴壁情况。必要时需应用非顺应性高压球囊进行后扩张,以保证支架贴壁良好。

三、手术成功标准

1.造影成功标准　PTCA 后管腔狭窄<50%、TIMI 血流 3 级即为成功。支架后狭窄<20%即为成功。

2.手术成功标准　在达到造影成功的同时,住院期间不出现并发症(如死亡、心肌梗死、急诊 CABG)

3.临床成功标准　短期的临床成功是指达到解剖学及手术成功标准的同时,患者在术后无缺血表现。长期临床成功是指患者术后 6 个月以上持续无心肌缺血的表现。

四、PCI 术后处理

1.术后护理　严密观察血压、心率等生命体征。复查心电图、记录尿量,注意血容量的补充。注意穿刺部位局部有无出血、血肿,经股动脉穿刺途径者,注意足背动脉搏动情况。注意观察有无心肌缺血的症状及体征并观察心电图动态变化。术后复查 cTnT、cTnl 或 CK-MB 及肾功能、血常规。

2.术后用药　介入术后患者如无禁忌证应终生口服阿司匹林 100mg/d,置入金属裸支架的应术后口服 2 个月的氯吡格雷 75mg/d,置入药物支架的服用氯吡格雷 75mg/d 至少 1 年。无法耐受阿司匹林的可单独使用氯吡格雷,但头 2 周剂量加倍。

支架术后肝素的使用各中心有不同的做法。通常的观点是单支血管简单病变术后可不用肝素。其他病变置入支架的建议常规使用肝素,普通肝素或低分子肝素。

STEMI 患者因血栓负荷重,术后除双联抗血小板和肝素外可加用 Ⅱb/Ⅲa 受体拮抗剂(如替罗非班)24～48h。

对于完全血运重建的患者术后不必长期口服抗心绞痛的药物。非完全血管重建的患者应继续服用抗心绞痛药物。

PCI 术后作为二级预防用药,应常规使用他汀类、β 受体阻滞剂、ACEI/ARB 类药物以减少心脏不良事件的发生率。

五、PCI 并发症及防治

1.冠状动脉夹层或闭塞　轻度内膜撕裂通常不影响手术结果。严重夹层,如造影剂在管腔外滞留成"帽状"、螺旋状夹层、管腔内充盈缺损、血流减慢或完全闭塞者,应紧急置入支架,建立和恢复冠状动脉血流。

2.分支闭塞 小分支闭塞可无缺血症状,或有胸痛但对预后无显著影响。大分支闭塞则可能发生严重后果。术中应根据分支大小及分支开口部有无病变,决定是否应用双导引钢丝技术保护分支,或对吻球囊技术扩张分支病变。在分支部位置入支架时应选择侧孔较大的支架以减少影响分支,一旦大分支闭塞,应用导引钢丝穿过支架孔眼进入分支,并用球囊再次扩张,使之再通。对大分支直径>2.5mm 者,若单纯球囊扩张后效果不满意,可考虑置入支架。

3."无再流"现象 无再流是指尽管冠状动脉阻塞已解除,但仍然无法恢复正常心肌血流的现象(TIMI 0-1 级)。原因并未完全明确。多见于 ACS 富含血栓的病变及退化的大隐静脉旁路移植血管病变的介入治疗及斑块旋磨术治疗时。对富含血栓的病变可考虑术前开始应用血小板 GP Ⅱ b/ Ⅲ a 受体拮抗剂,术中可使用远端保护装置。当出现无再流时应立即在冠状动脉内注入硝酸甘油或钙拮抗药,也可试用腺苷冠状动脉内注射。血流动力学不稳定者,除用升压药物外,应立即开始主动脉内球囊反搏。

4.冠状动脉破裂或穿孔 大多由于导引钢丝穿破冠状动脉所致,少数由于球囊扩张或支架扩张造成。在治疗完全闭塞病变或使用斑块旋磨术时较易发生。

一旦发生冠状动脉穿孔会引起急性心包填塞,需紧急处理:①首先将与血管直径相当的球囊置于冠状动脉穿孔处,以 2～6atm 的压力充盈至少 10min 后再观察,如无效可延长低压扩张时间在 15～45min 之间。②使用鱼精蛋白中和肝素。③上述治疗无效,附近没有大分支的血管穿孔或破裂可以考虑置入带膜支架,封闭穿孔部位。④<1mm 的末梢小血管穿孔,可考虑使用明胶海绵或弹簧圈闭塞穿孔血管。⑤出

现心脏压塞,应立即心包穿刺引流并扩充血容量。⑥经上述处理后穿孔不能闭合者应急诊外科手术。

5.*支架内血栓*　形成分为急性(术后 24h 内)、亚急性(术后 1～30d)、晚期(术后 1～12 个月)及极晚期(术后 12 个月以上)支架内血栓。1 个月以内的又称为早期支架内血栓。可能导致支架内血栓发生的原因很多,包括:支架内残余狭窄、支架贴壁不良、PCI 后持续夹层;凝血功能亢进、未服用双联抗血小板药物、阿司匹林或氯吡格雷抵抗;支架数量多、支架重叠、长支架;细支架、弯曲病变、分叉病变、弥漫性病变及急性冠状动脉综合征、糖尿病等。

一旦发生支架内血栓应立即行 PCI 打通闭塞血管,通常需要应用血小板 Ⅱb/Ⅲa 受体拮抗剂。对于血栓负荷重的可用血栓抽吸导管抽吸。如有支架内残余狭窄应行球囊扩张,必要时再次置入支架。同时加强抗血小板和抗凝治疗。

6.*支架脱载*　易发生于支架通过弯曲、狭窄或钙化病变时遇阻力强行推送支架;当支架试图通过病变时支架部分被卡住,回撤球囊时;置入失败,回撤支架时支架与导引导管同轴性不好;处理方法:①操作取出:包括导丝缠绕技术、远端小球囊回收技术、抓捕器捕获技术等。②原位释放:新的小球囊经原导丝进入支架内,低压力扩张后逐渐替换大球囊原位释放。③原位挤压:在原位使用另一个支架将脱载的支架挤压在血管壁上。④有时经操作将支架回撤至股动脉或桡动脉时支架却无法退回至动脉鞘管,此时需要外科桡动脉或股动脉切开取出支架。

六、关于药物治疗、PCI 和 CABG 的选择问题

冠状动脉治疗方案的选择应结合冠状动脉造影的结果、左心室功能、患者的症状和心肌缺血的范围、病变风险评分等综合判断。关于具

体是药物治疗、PCI 和 CABG 的选择问题目前还有一些争议的地方,这里给出基本选择原则。

1.单纯药物治疗　适合于无大面积心肌缺血证据;非前降支开口或近端的不能血管重建的单支血管病变;二级分支血管病变;病变狭窄<50%的患者。

2.PCI　适于中等范围以上心肌缺血或有存活心肌的证据,伴有前降支受累的单支或双支血管病变,能达到完全血管重建者;PCI 成功率高、手术风险低、再狭窄率低的病变;能够进行完全性血管重建的多支病变;有外科手术禁忌证或外科手术高危,或要接受非心脏外科大手术者;ACS 尤其是 AMI 患者。

3.CABG　适于左主干病变(狭窄>50%);多支血管病变伴左心室功能异常(LVEF<50%)或糖尿病的患者;伴有前降支近端明显狭窄的双支血管病变;经充分药物治疗后仍存在进行性缺血且病变不适合PCI 或其效果不理想者;前降支闭塞而无前壁 MI 的患者;PCI 不成功或不能进行完全血管重建的患者。

4.复杂冠状动脉病变的治疗选择　对于复杂冠状动脉病变,PCI 和CABG 两种血运重建策略的选择一直是学术界争论的焦点。SYNTAX研究是首个针对使用 DES 的 PCI 和 CABG 处理左主干病变和(或)3支病变进行的随机对照研究,1 年的结果表明左主干病变和(或)3 支病变 PCI 和 CABG 手术在死亡或心肌梗死的发生率方面没有显著差异。基于这项研究,ACC/AHA 发布的 2011 经皮冠状动脉介入治疗(PCI)和冠状动脉旁路移植术(CABG)指南建议:对于无保护左主干或"复杂性冠状动脉疾病"患者,确定其最佳血管重建方式应由"心脏团队"共同决定,每个"心脏团队"至少包括心内科医生和心外科医生各 1 名。采用由 SYNTAX 试验衍生出的 SYNTAX 积分来评估每例患者的冠状动脉病变的复杂程度。如果 SYNTAX 评分≥23 分,即判断为"复杂性冠状动脉疾病"。所谓 SYNTAX 积分,就是把各种病变的部位、长度、血管情况等因素综合在一起算一个积分,积分低的为相对简单病变,积分高的为复杂病变。

第五节　冠状动脉旁路移植术

心血管疾病是全人类,特别是发展中国家的主要死亡原因。急慢性冠心病导致了心肌的氧供应不足,随之引起氧代谢紊乱。冠状动脉血流对心肌细胞的灌注不足引起心绞痛发作,如果持续时间较长,将可能导致心肌细胞的坏死。解决冠状动脉血流中断最简单有效的方法是建立另一条通路作为替代途径,以绕过阻塞的冠状动脉,达到供应心肌血液的目的。正是基于这种认识,就产生了冠状动脉旁路移植术(CABG)。

一、适应证

对于急性冠状动脉综合征(ACS)来说,CABG只适合于那些血管解剖上不能行经皮冠状动脉介入治疗(PCI)或者PCI风险太高的患者,在这种情况下,CABG被广泛证明能减少死亡率、减少再住院率、改善生活质量。对于多支血管病变适合行PCI的患者来说,PCI和CABG都是合理的,多数研究均证实了PCI和CABG在住院期间死亡率和再梗死率是无显著差异的,但PCI术后再狭窄率显著高于CABG。CABG的适应证有:①药物治疗不能缓解或频发的心绞痛患者。②冠状动脉造影(CAG)证实左主干或类似左主干病变、严重三支病变。③稳定型心绞痛患者如存在包括左前降支近端狭窄在内的两支病变,若左心室射血分数(LVEF)<50%,或无创检查提示心肌缺血存在,也推荐行CABG。④不稳定型心绞痛患者在进行正规的抗凝、抗血小板及抗心肌缺血药物治疗后仍不能控制心肌缺血症状,且患者冠状动脉

病变不适合行 PCI 或反复出现再狭窄者；如发生持续性胸痛或胸痛恶化，可行急诊 CABG。⑤PCI 不能进行或失败，当出现危险的血流动力学改变，患者有明显的心肌梗死的危险或导丝、支架误置到关键部位、导丝穿出、冠状动脉破裂者。⑥急性心肌梗死患者如在静息状态下有大面积心肌持续缺血和（或）血流动力学不稳定，非手术治疗无效者。⑦心肌梗死后出现急性机械性并发症（如室间隔穿孔、二尖瓣乳头肌断裂或游离壁破裂等）者，应急诊行 CABG 或全身状态稳定后行 CABG。⑧室壁瘤形成可行单纯切除或同时行 CABG。⑨陈旧性较大面积心肌梗死但无心绞痛症状或左心功能不全、LVEF＜40％的患者，应行心肌核素和超声心动图检查，通过心肌存活试验判定是否需要手术。如有较多的存活心肌，手术后心功能有望得到改善，也应行 CABG。

二、技术

1.手术时机　一旦明确了外科血运重建治疗的适应证，重点就集中在时机选择（紧急、限期或者择期）和手术方法的选择上。关于急性心肌梗死何时行 CABG 目前尚无定论。急诊 CABG 是相对于常规的 CABG 来说的，通常指患者在明确有手术指征后数小时内完成手术。急诊 CABG 死亡率高，特别是发病 6 小时内手术者，可高达 17.4％。但有些患者，如心肌梗死后并发机械并发症、行 PCI 失败或者出现意外，只有行急诊 CABG 才能挽救生命。对于那些 CAG 证实为冠状动脉闭塞并伴有血流动力学不稳定和（或）强化药物治疗后仍反复发生心肌缺血的患者，可以考虑紧急 CABG 术。对于那些稳定型心绞痛、血流动力学稳定、病变程度较轻的患者，可考虑择期手术。多因素分析显示：LVEF＜0.30、年龄＞70 岁、心源性休克及低心排状态均为 CABG 患者死亡的独立危险因子。因此，心内科医师和心外科医师应组建"心脏小组"，针对每个患者手术时机进行商讨，共同决定冠心病患者的最佳治疗策略,以确保 CABG 能获得最大疗效。

2.**手术方式** CABG 的金标准是实现完全的再血管化,这一点也是与 PCI 的重要区别。CABG 的手术方式主要有传统的心脏停搏、体外循环支持(CPB)和非体外循环的 CABG(OP-CABG)。一般搭桥的顺序是先做心脏背侧,即左侧边缘支,再做右冠状动脉,最后做前降支。如果先做前降支,再做其他吻合,可能会损伤前降支;但如果用非体外循环,则可能先解决左心室缺血区域,即做完前降支,再做边缘支或右冠状动脉。桥血管分为动脉桥和静脉桥,前者主要有乳内动脉、桡动脉、胃网膜动脉和腹壁下动脉,后者主要是大隐静脉、小隐静脉和上肢头静脉。乳内动脉是最常用的动脉桥,吻合前降支年通畅率可达95.7%,10 年通畅率在 90% 以上,显著优于静脉桥。大隐静脉是最常用、最易取的静脉,长度长、口径大,但其 10 年通畅率在 50% 左右,长期效果不如乳内动脉。CABG 的核心是选择和找到正确的靶血管并在病变远端合适位置上做好端端吻合,高质量的血管吻合是保证近期和远期通畅率的最重要条件。

目前普遍使用的体外循环系统包括一个转动泵(大多是滚压泵)、一个膜氧合器和一个开放的贮存池。在停搏的心脏上操作允许术者仔细地检查病变血管,将移植血管与直径小到 1.5mm 的冠状动脉进行精细地吻合。传统的外科血运重建技术需要放置一个主动脉阻断钳在升主动脉上来控制手术区域。为了最大限度的减少心肌损伤,通常采用心肌灌注液和降低心脏温度以减少代谢的方法来保护心肌。在完成主动脉夹闭和灌注液的引导后,首先进行的是远端血管的吻合。最先吻合的是心脏下面的血管(右冠状动脉、后降支、左心室支),然后以逆时针方向依次吻合后缘支、中间的缘支、前面的缘支、中间支、对角支,最后为左前降支;最后进行左乳内动脉与前降支(或者其他最重要的远端血管)的吻合。按照动脉血管吻合方式,使用 4mm 开孔器吻合桥血管与近端主动脉。如果升主动脉有严重动脉粥样硬化病变,则不主张放置主动脉阻断钳夹进行近段血管吻合,从而降低血栓或粥样斑块脱落的风险。许多外科医师在近端主动脉吻合口放置一个不锈钢垫圈(能被荧光透视法显像),以便于以后的 CAG 导管操作。近远段吻合都完成后,再次充盈主动脉和移植血管,随即去除阻断钳。此时,心肌开始得到再灌注,可以准备结束体外循环。常规体外循环下行 CABG,术野清晰,操作精确,吻合口通畅率高,是大多数外科医师常用的手术技术,尤其适用于血管条件较差、病变广泛弥漫的患者。

随着 CABG 技术的发展与手术器械的改进,OPCABG 逐渐被推广。与传统的 CABG 手术相比,OPCABG 可以免除体外循环对患者的不利影响,如代谢紊乱、体内血管活性物质的激活和释放、心肌顿抑、对肺功能和肾功能处于边缘状态患者的打击、出血和血栓形成等并发症;同时,还能减少手术创伤,缩短手术、气管内插管、术后监护和住院时间,节省医疗费用。但 OPCABG 的选择具有一定的局限性,病变冠状动脉一般局限于前降支、对角支或右冠状动脉,也可以为多支病变。对于那些心脏显著扩大、心律失常、冠状动脉管腔小、管壁硬化严重或同时要做其他心脏手术的患者,宜行传统的 CABG。一项 Meta 分析结果表明,接受 OPCABG 患者的死亡率、脑血管意外和心肌梗死发生率低于接受常规 CABG 患者。近期的 PRAGUE-6 研究结果表明,对于高危患者(EuroSCORE 评分≥6 分),OPCABG 比传统停跳 CABG 近期获益更多。

无论在体外循环下还是非体外循环下行 CABG,围术期的处理、术中麻醉和体外循环均很重要,要维持好血压和心率。停体外循环和心脏复跳后,要密切观察血流动力学变化和心电图改变,必要时采用左心辅助措施,如及早使用主动脉内球囊反搏(IABP)等。由于 OP-CABG 应用时间尚短,与常规体外循环下的 CABG 的长期疗效比较有待继续观察随访。

微创外科手术是近年来另一种常用的技术。简单地说,这种方法就是 OPCABG 和小切口技术的结合。采用左前侧切口从第 4 肋间进入而不需切开或切除肋骨。打开心包后,将靶冠状动脉与周围的组织分离,将吻合口前后一小段血管缝住后悬吊至一片心包组织上,使血流暂时中断。如果心功能保持稳定,可在不应用体外循环的情况下进行吻合,用稳定装置固定吻合口局部。这种方法手术视野小,不适用于血流动力学不稳定和多支血管病变的患者。因为移植血管只能取自胸内的动脉,一般只用于单支病变血管,特别是左前降支的血运重建。

3.围术期处理　　围术期处理的中心是心肌保护,术前心肌保护主要在于保护心肌储备,包括减少活动、控制血压和心率、防治心律失常,对于危重患者可行 IABP。术中正确控制好心肌缺血的时间。术后维持好血压和心率,保护好心功能。

(1)循环稳定:一旦决定行 CABG,应就地开始准备,维持循环稳定。术前或者术中循环不稳定者应及时放置 IABP 或使用正性肌力药物。IABP 能增加冠状动脉血流和心排血量,改善其他脏器灌注,同时降低心脏前负荷和心肌氧耗量。

(2)药物调整:应予以阿司匹林 $100\sim325\text{mg/d}$,可持续到术前。通常在术后 6 小时内即开始使用阿司匹林,这可以提高大隐静脉移植物的通畅率。剂量<100mg 的阿司匹林虽然对冠状动脉疾病患者有效,但维持大隐静脉通畅的效果较差。对于稳定、择期的患者,最好在 CABG 前 5 天停用 P2Y12 受体阻滞剂,如氯吡格雷和替卡格雷;但对于血栓前状态和需要接受急诊手术的不稳定患者,可持续到术前 24 小时;普拉格雷则应在术前至少 7 天就停用。所有患者在围术期都应该接受他汀类药物治疗。研究表明,没有接受他汀类药物治疗的患者 CABG 后出现心血管并发症的几率较高。围术期使用 β 受体阻滞剂可以降低 CABG 相关房颤的发生率及其影响。短期或长期使用 β 受体阻滞剂还能降低缺血和死亡风险。

(3)血糖控制:糖尿病患者术后应接受胰岛素持续输注,以便将血糖控制在 10mmol/L 以下。就目前而言,还不太清楚将血糖控制在 7.8mmol/L 目标水平的价值到底有多大。

(4)术后管理:术后常规送 ICU 加强监护,积极防治并发症,包括控制感染、营养支持、维持水电解质及酸碱平衡等。急诊 CABG 比择期 CABG 术后行机械通气时间长,因此,应注意呼吸道管理,避免肺部感染。对于所有 CABG 患者,只要符合条件均要进行心脏康复指导,包括早期步行等适当锻炼、家庭宣教等。

4.术后并发症及处理　CABG 对手术操作要求轻巧、快捷,吻合要精确、严密。同时手术本身带来创伤较大,并发症多,如处理得好,绝大多数患者可顺利康复。CABG 术后常见并发症如下:

(1)心律失常:CABG 术后最常见的心律失常是心房纤颤,发生率可达 20%～30%,多发生在术后 1～3 天,常为阵发性。术前不停用及术后尽早应用 B 受体阻滞剂可有效减少心房纤颤的发生。治疗的原则是先控制心室率,然后进行复律。可选用 B 受体阻滞剂、钙拮抗剂、胺碘酮等。

(2)术后出血:是 CABG 术后最常见的并发症之一,发生率 1%～5%,常发生在术后 24 小时内。当胸腔引流量＞200ml/h,并持续 4～6 小时,24 小时＞1500ml,或者出现心包填塞时,应尽早转回手术室开胸探查。同时应检测 ACT,防止凝血功能障碍引起的出血。

(3)低心排综合征:CABG 术后发生低心排的原因主要有:低血容量、外周血管阻力增加导致的心脏后负荷过重和心肌收缩不良等。表现为低血压、心率快、四肢厥冷、少尿或无尿等。应用温血停跳液及正性肌力药物可减少术后低心排综合征的发生。如由于心肌收缩不良引起,可使用正性肌力药物,如多巴胺、多巴酚丁胺等。当正性肌力药物剂量过大,血压仍偏低者,可行 IABP 植入。

(4)术后再发心肌梗死:CABG 患者本身血管条件差,术后可再发心肌梗死,发生率 2.5％～5.0％,原因可能有:心肌再血管化不良、术后血流动力学不稳定、桥血管出现问题等。通过心电图及心肌酶谱可及时诊断。应采用及时的血流动力学支持、药物治疗以及维持水、电解质、酸碱平衡,必要时可采取急诊介入治疗或外科手术。

(5)感染:CABG 术创伤大,感染几率较高,纵隔感染的发生率为1％～4％,是 CABG 术后死亡的主要原因之一。研究表明,术前使用抗生素可明显降低 CABG 术后感染。在胸骨深部感染尚轻时,应积极外科清创,并采用肌瓣移植覆盖创面,早期恢复血运。

(6)肾衰竭:急性肾衰竭是 CABG 术后常见的并发症,为 CABG 死亡的独立危险因素。

(7)脑血管意外:患者高龄、脑动脉硬化或狭窄,或有高血压、脑梗死病史,手术时肝素化和体外循环对动脉压力和血流量的影响,都可加重脑组织损害;术中循环系统气栓以及各种原因的脑血栓、栓塞或脑出血,均可引起术后患者昏迷,应对症处理。个别患者有精神症状,如烦躁、谵妄等,口服奋乃静治疗,一般 3 天内可恢复。良好的麻醉和体外循环技术是避免脑部并发症的关键。

5.疗效

(1)早期疗效

1)手术死亡率:目前在西方发达国家,CABG 死亡率降到 2％以下。近期住院死亡率不仅受到病例选择、医院条件、手术时间、手术技术的影响,而且与高龄、女性、既往 CABG、急诊手术、左心功能不全、左主干病变、冠心病严重程度等因素有关。尽管我国患者就医和手术时间晚、病程长、病情重、血管条件差的病例多,但是如能提高手术技术,可获得同发达国家相近的疗效。

2)心绞痛缓解:CABG 可有效缓解心绞痛,疗效肯定,已被全世界所公认。90％～95％的患者心绞痛完全缓解,5％～10％的患者症状明显减轻或减少用药。症状缓解与否的相关因素为:手术技术、是否完全

血管化、冠状动脉移植血管有无再狭窄、患者病变范围以及血管远端
条件。

（2）远期疗效

1）远期生存率：不同研究组的报告大致相似，1 个月生存率为
94％～99％，1 年为 95％～98％，5 年为 80％～94％，10 年为 64％～
82％，15 年以上为 60～66％。这不仅与患者年龄、病情轻重、术后自我
保护意识增强与否有关，还受患者本身血管病变以及冠状动脉移植血
管是否发生再狭窄等因素的影响。手术 6 年后死亡率逐渐增加，患者
多死于心脏原因，其他原因死亡者约占 25％。近期研究表明，对于不需
要急诊治疗的多支血管病变的老年患者，CABG 治疗会比 PCI 治疗得
到更长的生存期。

2）症状缓解：CABG 术后，患者心绞痛症状缓解，心功能改善，生活
质量提高；1 年后，除年老体弱者外，大部分患者均可恢复工作能力。手
术后 3 个月和 4 年是心绞痛可能复发的两个关键时期，远期心绞痛缓
解率为 90％左右。

3）再手术：静脉桥由于在取材过程中受到牵拉、内膜损伤等原因易
造成内膜增厚，10 年通畅率较动脉桥显著降低，发生再狭窄的几率显著
增高，静脉桥狭窄或阻塞 5％～10％发生于 1 年内。吻合不良、血管损
伤、血流量低、病变进展都会引起血管狭窄，静脉瓣对此可能亦有影响；
静脉桥长度不够或过长，导致血管扭曲、内皮损伤，引起血栓形成，这些
情况都需要再手术治疗。根据不同的报告，97％的患者 5 年内免于再
手术，90％和 65％的患者分别在 10 年和 15 年内免于再手术。乳内动
脉的使用使再手术率有所下降，但年轻患者再手术率增加。再手术危
险性是第 1 次手术的 2 倍，冠状动脉左主干受累、三支以上血管狭窄和
左心室功能不全是最重要的危险因素。

4）再梗死：除了发生围术期心肌梗死外，有学者报告 96％的患者术
后 5 年和 64％的患者术后 10 年不会发生再梗死。

5)左心室功能:65%的患者术后左心室功能明显改善,缺血心肌得到血液供应,顿抑和冬眠心肌功能恢复,节段心肌收缩能力增强,左心室舒张功能在手术后改善更快。1年后,这些疗效会更明显。但是如果再血管化不完全或吻合口不通畅,将会影响心功能恢复。

三、展望

人工智能技术、非体外循环下多支血管旁路移植术以及不开胸的CPB技术的不断发展使得人们开始尝试远程CABG技术。一项研究比较了PCI和小切口OPCABG治疗左前降支近段病变患者的疗效,结果显示了这种微创杂交技术的优势。智能CABG的最终目标是在不切除胸骨甚至是小切口开胸条件下运用不停跳技术实现多支血管的血运重建。这种手术要求移植血管的分离和准备,靶血管的准备、控制,以及吻合均由术者在控制单元内远程操作。在欧洲虽然已成功地用这种方法实现了两支血管的旁路移植,但仍存在着很多局限。要真正实现可视智能多支血管的CABG,需要发展更方便的吻合装置、综合的实时影像系统和指导控制系统。

第三章 周围动脉疾病的介入治疗

第一节 颈动脉和椎动脉疾病

一、颈动脉狭窄

颈动脉狭窄的患者不一定有临床症状,但可导致缺血性卒中或 TIA。

1.流行病学研究和循证医学证据　缺血性卒中是我国主要的公共健康问题,是长期致残的最主要病因,致死的第三病因。在美国,每年发生脑卒中的患者达 60 多万,由脑卒中导致残疾超过 100 万。卒中相关的死亡率达 10%～30%,存活者仍有再发脑卒中或心脏缺血事件的风险。大血管疾病和颈动脉粥样硬化是导致可预防性脑卒中的重要原因。ACAS 研究显示,虽然使用了阿司匹林,≥60%狭窄的无症状的颈动脉狭窄 5 年发生同侧卒中约为 11%;NASCT 研究显示如果之前患者有过脑梗死或者 TIA,2 年卒中风险达 26%。两项研究都提示颈动脉内膜切除术(CEA)可降低脑卒中的发生。CEA 围术期死亡和脑卒中的发生率在无症状和有症状的患者中分别为 2%和 6%,这是应用经皮介入治疗的理论基础。

颈动脉支架术(CAS)和 CEA 相比创伤小,只需要局部麻醉,临床效果不差于 CEA。对于心肺风险大、颈部解剖不适合、CEA 术后再狭窄、既往有颈部清扫术或放射治疗,以及颈动脉狭窄位置过高或过低,建议 CAS。

CAVATAS 研究是第一个确立了介入治疗和 CEA 治疗颈动脉狭窄具有等效性的随机临床试验(24%的患者被植入支架),30 天卒中或死亡无统计学差异。介入治疗组再狭窄率高,随访 8 年同侧脑卒中发生无差异。CAVATAS 研究之后,介入技术的进步减少了操作性风险,改善了临床结果,尤其介入器械的发展和改善,如栓塞保护装置的使用。虽然栓塞保护装置(EPD)的使用目前存在争议,仅有的 2 项小型随机研究没有证实其获益。但一项大型的前瞻性注册研究显示,使用 EPD 组院内卒中和死亡率为 2.1%,明显低于无 EPD 组(4.9%),且并发症较低(<1%)。SAPPHIRE 研究阐述了高危患者颈动脉支架术联合栓塞保护装置和 CEA 效果相当(使用"非劣性"作为研究终点)。实际上 30 天的主要复合终点包括死亡、卒中、心肌梗死,在 CEA 组明显高于支架组(12.6%vs5.8%,P<0.05),CEA 组有更多心肌梗死发生。3 年随访示严重脑梗死 CAS 组较少(1.3%vs3.3%),轻度脑梗死 CAS 组略多(6.1%vs3.0%),再次血运重建率 CAS 组较低(3.0%vs7.1%)。CREST 研究入选了 2500 例患者,是目前最大规模比较支架与 CEA 的随机对照研究,显示主要终点事件两组无差异。CAS 组存在更多的围术期卒中,但有更少的心肌梗死发生。大的围术期卒中两组都较低且无差异(0.9%vs0.6%),术后 4 年同侧脑卒中亦无差异。脑神经麻痹 CEA 组显著升高(0.3%vs4.7%)。包括 13 项研究的 Meta 分析显示,CAS 增加围术期卒中,减少围术期心肌梗死,死亡率无差异。

需要注意,操作经验是决定患者治疗结果的关键性因素,手术<10 例的术者并发症发生率增加。

2.介入治疗指征和建议　一般而言,颈动脉支架术适用于那些外科手术风险较大、临床合并症多或解剖学复杂的患者。包括有症状的颈动脉狭窄>50%,至少有以下一项高危因素:充血性心力衰竭、严重冠状动脉疾病、严重慢性阻塞性肺疾病、既往 CEA 手术后再狭窄、接受过颈部根治手术或放射治疗,或颈动脉病变位于下颌后或胸腔内。

根据 ESC2011 年的指南建议:

(1)无症状的具有血运重建指征的患者,CAS 可作为 CEA 的备选方案,且要求医疗中心介入手术量大,死亡或卒中率<3%(Ⅱb)。

(2)有症状的具有血运重建指征的患者建议尽早进行,症状发生 2 周内(Ⅰb 推荐)。

(3)具有高的外科风险患者,CAS 可考虑(Ⅱa)。

(4)如果所在医疗中心介入手术量大,死亡或卒中率<6%,CAS 可作为 CEA 的替代方案(Ⅱb)。

二、椎动脉疾病

椎-基底动脉构成的后循环因为有双侧椎动脉供血,患者很少有症状。大约 20%缺血性卒中涉及椎.基底动脉,主要病理机制为栓塞。

一般的处理原则:无症状的,即使狭窄非常严重,不建议血运重建。有症状的患者,如果使用了良好的药物治疗仍反复出现缺血事件或者顽固的椎-基底动脉低灌注,狭窄≥50%可考虑行血管腔内治疗(Ⅱb)。外科手术大部分已被介入治疗替代。

第二节   肠系膜动脉疾病

一、流行病学和临床表现

慢性症状性肠系膜动脉疾病在临床中较少见,但却常常被误诊。在所有肠缺血病例中,仅 5%病情严重甚至致命。伴有下肢动脉疾病(LEAD)和肾动脉疾病的患者,肠系膜动脉狭窄(≥50%)约占 27%。肠系膜动脉疾病 95%为动脉粥样硬化导致,其发病率约为每年 1/10

万。无症状的肠系膜动脉疾病 5 年死亡率为 40％,如果三支内脏动脉均累及,死亡率可达 86％,提示可作为心血管死亡增加的预测因素。

因为肠系膜动脉发生缺血时将形成多个侧支连接腹主动脉的三个大分支(腹腔动脉、肠系膜上动脉和肠系膜下动脉),有症状的较少见。典型临床表现是进餐后 30～60 分钟后腹痛以及因为减少进食导致体重下降,或"恐食"。需要与以下疾病鉴别:正中弓状韧带压迫腹腔动脉、伴心排血量下降的心力衰竭以及可卡因、麦角碱、血管升压素等药物引起的内脏动脉痉挛。

二、介入治疗的优势和建议

回顾性研究显示,血管腔内治疗优于开放的外科手术,死亡率低(3.7％ vs 13％),较少需要肠切除(3％ vs 7％)。虽然再狭窄率较高(29％～40％),100％的患者术后症状缓解。介入治疗的短期成功率为75％～95％,应用支架可达 92％～100％。少数手术失败的病例是因为存在恶性病变或弓状韧带压迫动脉。术后一般双重抗血小板 4 周,之后长期应用阿司匹林。

外科治疗肠系膜动脉缺血非常有效,短期成功率几乎 100％,6 年时血管通畅率为 89％,围术期死亡率为 4％～12％。一项治疗慢性肠系膜缺血的观察性研究显示,和外科手术相比,接受介入治疗的患者年龄较高(68 岁 vs 62 岁),冠心病较多(68％ vs 33％),两组患者死亡率没有显著差别,外科手术组发生全身并发症是介入组的 2 倍(40％ vs 19％,$P＝0.034$)。急性肠系膜缺血的预后较差,主要病因为心源性栓塞或急性主动脉夹层,导致肠梗死和坏死,剖腹探查是主要的策略。

目前建议血运重建应用于有症状的患者(Ⅱa);血管腔内治疗可作为首选策略(Ⅱa)。

第三节　上肢和下肢动脉疾病

一、流行病学现状和危险因素

基于踝臂指数（ABI）诊断为周围血管疾病在≥40 岁的人群中占约4％，≥65 岁人群中达 15％～20％，男性多于女性。基于问卷调查发现，仅 10％～30％的患者有间歇性跛行症状，估计每年每百万人群中有400～450 例患者存在危重肢体缺血（CLI），截肢的患者每年约112～250/1000000。

【危险因素】

冠状动脉粥样硬化相关的危险因素都参与了肢体血管粥样硬化的发生，比如吸烟、糖尿病、血脂异常和高血压等。吸烟者发展至 PAD 的风险是非吸烟者的 2～3 倍，84％～90％的跛行患者有吸烟史或仍在吸烟。吸烟对 PAD 的影响比冠状动脉影响更大。合并糖尿病的患者常存在广泛和严重的 PAD 以及更严重的血管钙化，累及下肢远端血管更甚，比如胫动脉、腓动脉。糖尿病患者发展至 PAD 的风险是非糖尿病患者的 2～4 倍，而且病情严重需要截肢的患者更多。脂质代谢异常也与 PAD 发病相关，大多数研究显示，总胆固醇或低密度胆固醇升高与PAD 进展和间歇性跛行相关，高甘油三酯血症是 PAD 的独立预测因素。一些流行病学研究也发现了高血压、胰岛素抵抗、慢性肾脏疾病与PAD 发展相关。

现代对于动脉粥样硬化的病理生理学机制一个重要观念是炎症，有非常多的证据证实炎性因子，如 IL-6、CRP、纤维蛋白原水平与 PAD相关，详见表 3-1。

表 3-1　各种危险因素的 OR

危险因素	OR(95％可信区间)
吸烟	4.46(2.25～8.84)
糖尿病	2.71(1.03～7.12)
高血压	1.75(0.97～3.13)
高胆固醇血症	1.68(1.09～2.57)
高同型半胱氨酸血症	1.92(0.95～3.88)
慢性肾脏疾病	2.00(1.08～3.70)
胰岛素抵抗	2.06(1.10～4.00)
C-反应蛋白	2.20(1.30～3.60)

二、临床表现

肢体动脉疾病的主要症状包括间歇性跛行和静息痛,间歇性跛行表现为运动后,尤其是行走时疼痛、疲乏感或其他的不适,休息后症状可缓解。症状发生的部位经常与近段血管狭窄相关。臀部或大腿的跛行一般由于大动脉和髂动脉的闭塞所致。小腿跛行提示股动脉或腘动脉狭窄。腓肠肌因为在行走时比其他肌群需要消耗更多的氧,因此为最常见的主诉症状。踝部和足部的跛行多由于胫、腓动脉狭窄。与此相似,发生在锁骨下动脉、腋动脉和肱动脉的狭窄可导致肩部、肱二头肌和前臂的乏力或疼痛,停止活动后几分钟症状可缓解。对跛行病史的采集应注意行走的距离、速度和坡度。PAD 患者行走的更慢或行走耐受更差。

危重肢体缺血的患者会出现静息痛,典型的症状为患肢足部或脚趾疼痛或感觉异常,当肢体抬高时症状会加重,反之肢体下垂时症状可好转,这是因为重力的作用可增加肢体的灌注压。这种疼痛在皮肤出现裂口、溃疡或坏死时尤其严重。皮肤经常非常敏感,即使被褥或床单的重量也可导致疼痛。患者经常坐在床边,下垂肢体以减轻疼痛。合并缺血性或糖尿病性神经病变者,虽然存在严重的肢体缺血,也可以没有疼痛。

体格检查通过脉搏的触诊可发现脉搏减弱或消失,提示局部动脉狭窄。使用听诊器在锁骨上窝或下窝听诊可诊断锁骨下动脉狭窄。主髂动脉疾病可表现为肌肉萎缩,慢性肢体缺血的体征包括脱发、指甲变厚和易脆、皮肤光滑有光泽、趾垫皮下脂肪萎缩。严重肢体缺血的患者常皮温变冷,有瘀斑、持续性发绀或苍白。

三、鉴别诊断

非动脉粥样硬化病因导致的动脉闭塞也可出现与肢体跛行相似的症状,包括动脉栓塞、血栓闭塞性脉管炎、大动脉炎和巨细胞动脉炎,以及主动脉缩窄、纤维肌性发育不良、髂外动脉纤维化、血管外的压迫。还有非血管性病因导致相似的临床症状,如腰骶神经根病、椎管狭窄等,这些症状可称为神经源性假跛行。

腰骶部疾病和PAD都多见于老年人,因此可能在同一个体上共同存在。髋关节或膝关节炎症也可以表现为行走后腿部疼痛,典型的情况是疼痛局限在相应的关节,通过体格检查,如触诊、对抗试验可以引出。劳累性骨筋膜间室综合征常见于具有发达腓肠肌的运动员,运动时因为组织压力的增加限制了微血管血流,导致小腿疼痛和僵硬,停止运动症状可减轻;较少见的还有骨骼肌疾病,如肌炎,也可导致劳累性下肢疼痛,肌肉压痛、异常的神经肌肉检查、肌酶升高以及正常的脉搏可与PAD鉴别。McArdle综合征,主要病因是骨骼肌磷酸化酶的缺乏,出现的症状与PAD导致的跛行相似。

危重的肢体缺血(CLI)是由于动脉闭塞而不是动脉粥样硬化,这些情况包括闭塞性血栓性脉管炎、系统性红斑狼疮或硬皮病导致的血管炎、血管痉挛、动脉硬化性栓塞以及由于血栓形成或栓塞导致的急性动脉闭塞。急性痛风性关节炎、糖尿病导致的感觉性神经病变、腰骶部神经病变、复杂性局部疼痛综合征都可以导致相似的足部疼痛。腿部溃疡也可发生在静脉功能不全、感觉神经病变,尤其与糖尿病相关。这些溃疡很容易与动脉疾病相鉴别。静脉功能不全导致的溃疡多局限在内踝附近,边界不规则,基底部为

粉红色肉芽组织,且静脉疾病导致的溃疡疼痛比动脉疾病轻。神经病变导致的溃疡多位于被压迫的或者外伤位置,经常在脚底部,溃疡较深,多合并感染,经常无疼痛。

四、上肢动脉疾病

上肢动脉疾病较下肢动脉疾病少见,锁骨下动脉和头臂于是动脉粥样硬化最容易累及的部位。美国的一个队列研究提示锁骨下动脉狭窄发生率为1.9%,无性别差异(双侧血压差异≥15mmHg)。锁骨下动脉闭塞的临床表现是双侧上肢的血压不一致,相差≥15mmHg应高度怀疑锁骨下动脉狭窄。锁骨下动脉窃血综合征可导致椎动脉血流倒转,如累及内乳动脉旁路可致心肌缺血,头臂干病变影响颈动脉和椎动脉供血可致脑梗死。因此无名动脉和锁骨下动脉有病变的患者除了诉上肢皮温下降、乏力或手指栓塞外,还会表现为心绞痛、大脑半球缺血以及椎.基底动脉供血不足的症状,与动脉闭塞的位置有关。

1.介入治疗的现状　　最近的多项研究显示,头臂干和锁骨下动脉狭窄经过介入治疗后症状可缓解,左右上肢的血压差异消失。在技术上打开完全闭塞的动脉有时比较困难,因为需要更多的操作和努力,导致手术并发症较高和临床效果不确定。

迄今还没有比较外科手术和经皮介入术治疗累及主动脉弓的闭塞动脉疾病的随机试验。但是这两种方法短期内技术成功率都接近97%,介入治疗平均随访20个月,血管通畅率达97%,而外科手术51个月随访示通畅率为84%~88%。介入治疗最常见的并发症包括穿刺

点出血和支架栓塞,需要外科干预。其他并发症还有颅内动脉、内乳动脉和上肢动脉撕裂、血栓形成和栓塞。

2.目前建议

(1)任何有症状的上肢动脉疾病都应干预,血管腔内治疗多替代了外科手术,可作为首选(Ⅰc)。

(2)对于无症状的但需要内乳动脉作为心脏搭桥旁路或者双侧动脉闭塞,以及需要监测血压的患者可进行血运重建(Ⅱb)。

五、下肢动脉疾病

多数下肢动脉疾病(LEAD)患者无症状,通过临床检查或者踝臂指数(ABI)而诊断。重要的是无症状的患者也具有发生心血管事件的高度危险。ABI<0.9 可诊断为 LEAD,当 ABI<0.5 有截肢的高危险。ABI>1.4 常提示动脉僵硬(钙化),多发生于糖尿病、终末期肾病和很高龄患者。趾臂指数(TBI)<0.7 也可诊断 LEAD。ABI 的测量方法:受试者采用标准仰卧位休息 10 分钟后,测量上臂和踝部胫后动脉或足背动脉的收缩压,计算两侧足背动脉或胫后动脉收缩压与上臂收缩压之比。

下肢动脉疾病根据症状分为 4 期(Fontaine 分期或 Rutherford 分期),见表 3-2。

表 3-2　Fontaine 分期或 Rutherford 分期

Fontaine 分期			Rutherford 分期	
分期	症状	分级	分类	症状
Ⅰ	无症状	0	0	无症状
Ⅱ	间歇性跛行	Ⅰ	1	轻度跛行
Ⅱa	>200m	Ⅰ	2	中度跛行
Ⅱb	<200m	Ⅰ	3	重度跛行

续表

Fontaine 分期			Rutherford 分期
Ⅲ 缺血性静息痛	Ⅱ	4	缺血性静息痛
	Ⅲ	5	较少组织缺失:未愈合的溃疡,局部坏疽
Ⅳ 溃疡或坏疽	Ⅳ	6	较多组织缺失:扩展至足背以上,足部功能无法挽救

1.治疗策略　所有的 LEVD 患者发生心血管事件的危险增加,二级预防的意义在于改善预后。无症状的 LEAD 不是预防性血运重建的指征。以下主要针对症状性 LEAD。

(1)保守治疗:目的在于减轻患者症状,包括运动和药物治疗。

1)运动治疗:Meta 分析显示和一般治疗相比,运动可显著改善最长步行时间,总体改善步行能力 50%～200%,步行距离也显著改善。而且运动疗法的疗效 2 年时仍见改善。一般而言,锻炼计划要持续 3 个月,每周 3 次,每次 30～60 分钟,运动强度随时间而增加。

2)药物治疗:西洛他唑、萘呋胺、己酮可可碱、卡尼丁;降压药(β受体阻滞剂不是禁忌证);降脂药;抗血小板药。

(2)介入治疗

1)介入治疗的现状和临床适应证:在过去的 10 年介入治疗快速发展,和外科手术相比,可降低死亡率和发病率,越来越多的中心将介入治疗作为首选的治疗方法。但是由于随机研究的资料较少,血管腔内治疗与外科手术的选择常有争论。主要考虑的重点是解剖学上的适合性、并存疾病以及患者意愿。下肢动脉解剖病变的 TASC 分级是迄今比较全面论述下肢动脉硬化闭塞症诊治的指南性文件,对临床有重要指导意义。为了在外科手术或腔内介入治疗两者间作出合理选择,TASC 将主髂动脉硬化闭塞与股腘动脉硬化闭塞按病变形态分为 4 级。A 级病变局限,有较好的预期结果,应该通过腔内技术治疗;B 级病变稍有延长,但权衡手术与腔内治疗的危险性和预期通畅情况,仍然以腔内治疗为主;C级病变通过外科手术重建有较好的效果,但对于伴有高危因素的患者可以尝试选择创伤小的腔内技术;D级病变则应当选择手术治疗。

支架植入的主要目标:①减轻残余狭窄、控制血管弹性回缩和血流限制性夹层;②改善长期通畅率。

2)介入治疗的禁忌和缺点:支架一般应避免植入到关节屈曲位置,如髋和膝关节。支架还应避免植入到适合做搭桥平台的血管段;介入治疗的主要缺点是和外科手术相比长期血管通畅率低。血管成形术后髂总动脉的通畅率是最高的,越远端通畅率越低。目前除了支架植入没有更好的方法可以改善血管成形术中远期的通畅率,药物洗脱支架似乎有望进一步改善预后。

一般而言,血管腔内治疗不适合无症状患者预防性治疗。跛行或CLI患者进行介入治疗后应进行定期临床随访。

(3)不同血管段的介入治疗

1)主髂动脉段:主动脉远端和髂动脉动脉粥样硬化性狭窄优先考虑行血管腔内治疗。死亡率和发病率低,手术成功率>90%。建议用于所有的 TASCA-C 型病变(Ⅰ,C 类证据)。有经验的中心 D 型病变伴严重合并症也可行经皮介入治疗(Ⅱb,C 类证据)。但目前仍缺乏随机研究的资料。

选择球囊扩张型支架还是自扩张支架主要由术者决定。球囊扩张型支架的优势是有更高的径向刚度,可以更精确的定位,对于分叉病变尤其重要。在髂外动脉,使用自扩张支架与必要时支架技术相比,前者更优,出现夹层和弹性回缩的风险低。故建议髂动脉介入治疗策略为直接支架术而不是必要时支架术(Ⅱb,C 类证据)。

表 3-3 TASC 分级——主髂动脉

分型	病变示意图
A 型 　单侧或双侧髂总动脉狭窄 　单侧或双侧髂外动脉的单个短段 狭窄(≤3cm)	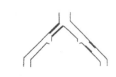
B 型 　肾下腹主动脉的短段狭窄(≤3cm) 　单侧髂总动脉闭塞 　未累及股总动脉的单处或多处髂 外动脉狭窄病变(总长度 3～10cm) 　未累及髂内动脉起始处或股总动 脉的单侧髂外动脉闭塞	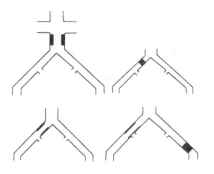
C 型 　双侧髂总动脉闭塞 　未累及股总动脉的双侧髂外动脉 狭窄(总长度 3～10cm) 　累及股总动脉的单侧髂外动脉 狭窄 　累及髂内动脉起始处或股总动脉 的单侧髂外动脉闭塞 　单侧髂外动脉闭塞伴重度钙化,累 及或未累及髂内动脉起始处和(或) 股总动脉	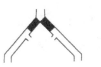

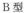

分型	病变示意图

D 型

　肾下腹主动脉闭塞

　需要治疗的腹主动脉及双侧髂动脉的广泛病变

　累及单侧髂总、髂外及股动脉的多处广泛狭窄

　累及单侧髂总及髂外动脉的闭塞

　双侧髂外动脉闭塞

　髂动脉狭窄合并需要治疗但不适合行腔内治疗的腹主动脉瘤

　髂动脉狭窄合并其他需要腹主动脉或髂动脉开放手术治疗的病变

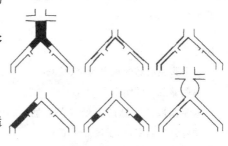

A 型

　单处狭窄,长度≤10cm

　单处闭塞,长度≤5cm

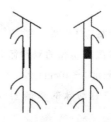

B 型

　多处狭窄或闭塞病变,每处≤5cm

　单处狭窄或闭塞(长度<15cm),不累及膝下腘动脉

　单处或多处病变,胫动脉不受累并可用作旁路手术时的远端流出道

　钙化严重的闭塞(<5cm)

　单处腘动脉狭窄

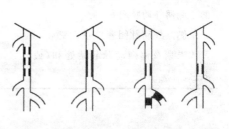

续表

分型	病变示意图
C 型 　多处的狭窄或闭塞,总长度＞ 15cm,有或没有严重的钙化 　两次腔内治疗后复发,仍需要治疗 的狭窄和闭塞	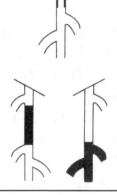
D 型 　股总动脉和股浅动脉的慢性完全 闭塞,＞20cm且累及腘动脉 　腘动脉和膝下三分支的慢性完全 闭塞	

2)股动脉腘动脉段:这段血管介入治疗的主要问题之一是存在非常多的弥漫性病变,而且这段血管由于腿部运动会有反复形态学改变。但是由于技术发展、术者经验增加以及低的手术风险,长的复杂股腘动脉病变可优先考虑血管腔内治疗。

随着自扩张型镍钛支架的发展,股腘动脉介入治疗的情况已彻底发生了改变。股浅动脉容易受压,故不主张应用球囊扩张支架,应选择镍钛合金自扩张支架。既往支架术仅用于 PTA 失败或者延迟复发的病例。然而根据最近的随机研究,至少中期血管再通率改善,直接镍钛支架术推荐用于中等长度的股浅动脉病变的一线治疗。和血管成形术相比,1~2 年后再狭窄率降低 20％~30％。

支架植入的主要缺点是支架内再狭窄。迄今无任何证据提示支架设计影响再狭窄。再狭窄病变行单独的球囊扩张术失败率很高。有一些研究使用药物洗脱支架治疗股浅动脉病变,但到目前还没有发现其优于镍钛金属裸支架。药物洗脱球囊的早期研究显示与普通的球囊成形术相比可改善短期的血管通畅率。

和膝上的股腘动脉人工旁路手术相比,带膜支架似乎是治疗复杂股浅动脉病变的可行选择。内膜下血管成形术,如腔内斑块旋切术,目前没有与腔内成形术的对比资料,长期疗效不确定。

目前建议:

TASCA-C 型病变,血管腔内治疗可作为首选策略(Ⅰ,C 类证据)。

TASCB 型病变,可考虑直接支架术(Ⅱa,A 类证据)。

TASCD 型病变,对于伴严重合并症,有经验的介入医师可进行血管腔内治疗(Ⅱb,C 类证据)。

3)腘下动脉:大多数 CLI 患者为多节段病变,可累及腘下动脉。间歇性跛行一般不是血管成形术的适应证,挽救肢体是介入治疗的主要目的。越来越多的证据支持血管成形术用于 CLI 患者。直接 PTA 具有可接受的临床效果,费用偏低,成为标准的治疗方法。腘下动脉行支架植入术一般可用于 PTA 失败后的再选择,使用药物洗脱支架再狭窄率低。

目前建议:当腘下动脉具备血运重建适应证,首选血管腔内治疗(Ⅱa,C 类证据);血管成形术是优先考虑的技术,当 PTA 不充分时应当植入支架(Ⅱa,C 类证据)。

六、展望

动脉粥样硬化是累及全身多处动脉的系统性疾病。患有此疾病患者死亡风险增加,大多源于心脏、脑血管事件和主动脉瘤。有弥漫性动脉粥样硬化的患者常伴有多种疾病,需要专业学科间的沟通与协作,包括社区医师、老年病专家、心血管病专家、介入医师、内分泌科医师、神经科医师以及外科医师的共同努力,最大限度地预防和维护健康,优化治疗策略。相信随着周围动脉领域技术和器械的持续进步、辅助药物的研发,以及更多专业的血管中心的建立,可使更多的患者获益,提高生活质量。

第四章　先天性心脏病的介入治疗

第一节　动脉导管未闭

动脉导管未闭（PDA）是临床上常见的先心病，约占先心病患者的20％。1966年，Porstmann首先应用经导管栓塞术闭合未闭的动脉导管获得成功。此后许多学者相继开展封堵装置和临床应用的研究。在近50年的发展进程中，先后研制和应用了Rashkind双面伞状封堵器，Sideris研制的按钮式双盘状封堵器，弹簧栓子，蘑菇形封堵器和双盘状的PDA封堵器。1997年Masura等开始采用Amplatzer封堵器治疗PDA，Amplatzer封堵器的性能和疗效达到非常理想的程度，以致以往应用的封堵器基本上失去了应用价值。同时，封堵器的国产化，进一步推动了国内先心病介入治疗技术的发展和临床应用，彻底改变了PDA治疗方法的选择，PDA基本上可以通过介入治疗方法获得治愈。因PDA基本上可以通过应用Amplatzer封堵器得到治愈，故本节仅介绍Amplatzer封堵器的治疗方法。

1.适应证

（1）具有临床症状或心脏超负荷表现或合并有非梗阻性肺动脉高压的PDA（包括PDA结扎术后残余分流）患者，体重≥5kg。

（2）有连续性杂音、无心脏容量超负荷表现的PDA。

（3）"沉默型"PDA（含外科结扎术后残余分流及介入术后残余分流）。

2.禁忌证

(1)依赖 PDA 生存的心脏畸形。

(2)合并梗阻性肺动脉高压。

3.封堵器选择

(1)Amplatzer 的 PDA 封堵器:Amplatzer 的 PDA 封堵器呈蘑菇状,主动脉侧为一平面圆盘,其与圆柱部分相连。进口封堵器呈锥形,与圆盘连接部分比尾端大 2mm,如封堵器规格为 4～6mm,在长箭头处直径为 10mm,粗箭头处直径为 6mm,弯箭头处直径为 4mm。总长度为 7mm。封堵器的肺动脉测圆柱尾端通过微型螺丝与输送杆连接。

(2)封堵器的选择:PDA 最窄直径≥2.0mm 可选用 Amplatzer 动脉导管堵闭器及国产类似形状封堵器,对于小婴儿大 PDA 者可根据 PDA 的形态及漏斗情况选择成角型封堵器;对于管状 PDA,可根据 PDA 的具体形状选择新型的 Amplatzer 血管塞封堵器。一般蘑菇伞形封堵器的选择比所测 PDA 最窄直径大 3～6mm,对于巨大 PDA 选择的封堵器还更大。

4.操作方法

(1)术前准备:完善各项术前检查,如心电图、X 线胸片、超声心动图及相关化验检查,必要时配血备用,准备好必要的抢救药品。签署知情同意书。

(2)诊断性心导管术:局麻或全麻下穿刺股静脉,静脉推注肝素100U/kg,行右心导管检查。穿刺股动脉行降主动脉造影,通常选择左侧位,测量 PDA 直径,了解其形态及位置。

合并肺动脉高压者计算肺循环血流量、肺循环阻力等,及其病变程度及性质,必要时行急性血管反应试验及堵闭试验。

(3)封堵操作:Amplatzer 动脉导管封堵器及国产类似形状封堵器:将所选择封堵器安装于输送钢丝的顶端,透视下沿输送鞘管将其送至降主动脉。待封堵器的盘面完全张开后,将输送鞘管及输送钢丝一起回撤至 PDA 的主动脉侧。然后固定输送钢丝,仅回撤输送鞘管至 PDA

的肺动脉侧,使封堵器的腰部固定于 PDA 内。5～10min 后重复主动脉弓降部造影。若证实封堵器位置合适、形状满意,无或仅有微量或少量残余分流,且听诊心脏杂音消失时,可操纵旋转柄将封堵器释放。在年幼儿童患者,导管及导丝操作可刺激 PDA 引起 PDA 的收缩反应。导管放置在 PDA 内造影,可能影响直径的准确测量。

5.术后处理及随诊

(1)血管穿刺侧肢体制动 6h,卧床 12h,用弹力绷带包扎或局部沙袋压迫 6h。股静脉穿刺点也可十字缝合穿刺点的皮下组织,达到止血目的,并可早期下床活动。

(2)术后 24h、1、3、6、12 个月以及 3 年和 5 年随诊,复查超声心动图、心电图。

(3)术后给予阿司匹林 3～5mg/kg,3～6 个月。

6.并发症及处理

(1)封堵器脱落:多系封堵器选择偏小所致。有些解剖结构特殊,如特长的、大型管状 PDA,封堵器植入后可发生移位。一旦封堵器脱落可酌情通过圈套器或异物钳将其取出,难于取出时应行急诊外科手术。

(2)溶血:与封堵器选择的大小和 PDA 的形态有关,如封堵器选择过大,封堵器中的聚酯膜未能覆盖到 PDA 的管腔中,导致镍钛丝与聚酯膜间有空隙,产生分流引起溶血。一旦发生,应使用糖皮质激素、碳酸氢钠等药物治疗,保护肾功能。多数患者在一周内可自愈。残余分流量较大,可再植入一个或多个弹簧圈封堵残余分流。若经治疗后患者病情不缓解,应及时外科手术治疗。

(3)**降主动脉狭窄**:主要发生在婴幼儿,系封堵器过多突入降主动脉造成。术中应测量封堵器前后的主动脉内压力阶差,如存在压力阶差,应更换封堵器,或应用适合解剖形态的封堵器,否则改行外科手术。

(4)左肺动脉狭窄:封堵器突入肺动脉过多所致。跨狭窄处压差＜2.67kPa(20mmHg)可临床观察,如狭窄较重应行外科手术治疗。

(5)心前区不适:少数人发生,与封堵器植入有关。一般随着植入时间的延长逐渐缓解。

(6)一过性高血压:如短暂血压升高和心电图 ST 段下移,多见于大PDA,系动脉导管封堵后,动脉系统血容量突然增加等因素所致,可用硝酸甘油或硝普钠静脉滴注。部分患者出现术后高血压可用降压药物治疗。

(7)心律失常:多在导管通过心腔时发生,也有在术后心脏功能改善,尿量骤增,导致低血钾,QT 延长,扭转性室速。对术前存在心力衰竭的患者,术后应密切观察,及时纠正电解质紊乱。

(8)三尖瓣损伤:与导管缠绕腱索,强行退送鞘管所致。一旦发生,需要早期外科处理。

第二节　房间隔缺损

经导管修补房间隔缺损(ASD)的技术已在临床应用 10 多年,数万例患者的治疗结果表明,此项技术操作简单、安全,并发症少,是一项值得推广的治疗方法。介入治疗 ASD 应用的装置有多种,因早期应用的装置性能不佳,适应范围小,操作复杂,并发症发生率高而逐渐被淘汰。目前临床应用主要是以 Amplatzer 封堵器为代表的镍钛合金封堵器,可分为进口和国产两部分产品,结构和性能两者相似。有适应证的患者,成功率高达 97%以上。继发孔型 ASD 患者中,80%上以上可以通过应用此封堵器获得治愈,因此大部分 ASD 患者可以避免外科开胸手术。其他封堵装置在国内基本上不用,故本章仅介绍 Arnplatzer 封堵器治疗 ASD。

1.Amplatzer 的 ASD 封堵器　是由高弹性镍钛合金丝编织的双面盘状结构,连接两个盘片的中央部分呈圆柱形,左右心房侧的盘片直径分别比中央的圆柱部分大 14mm 和 12mm。在盘片和圆柱部分缝有聚脂片(共 3 层)。主要优点是封堵器腰部圆柱直径大小与缺损直径一致,到位后不会发生移位,放置后不影响二尖瓣和三尖瓣活动。术后残余漏的发生率低。此外操作方便,当补片选择不合适时也容易退回导管鞘内,便于取出。应用该补片能闭合较大直径的 ASD。最大 ASD 直径 44mm 的患者,通过应用直径 52mm 的封堵器治疗成功。对多孔型 ASD 也可通过应用多个封堵器成功治疗。

2.适应证和禁忌证

(1)绝对适应证:继发孔型 ASD,伴右心容量负荷增加,5mm≤直径≤34mm;年龄≥3 岁;缺损至冠状静脉窦,上、下腔静脉及肺静脉的距离≥5mm,至房室瓣≥7mm;房间隔的直径>所选用封堵伞左房侧的直径;无梗阻性肺动脉高压。

(2)相对适应证:①年龄≥2 岁,伴右心容量负荷增加;②缺损周围部分残端不足 5mm;③多孔型或筛孔型 ASD。

(3)禁忌证:①上、下腔静脉型 ASD;②ASD 合并部分或全部肺静脉异位引流;③合并梗阻性肺动脉高压;④患有出血性疾病,未治愈的胃、十二指肠溃疡;⑤左心房或左心耳血栓,左心房内隔膜,左心房或左心室发育不良。

3.操作方法

(1)麻醉:年长儿及成人用 1% 利多卡因局麻,小儿用静脉复合麻醉。

(2)穿刺股静脉,放置 6F 或 7F 鞘管。

(3)全身肝素化(100U/kg),如术程超过 3h,可每小时追加 1000U 肝素。

(4)将端孔导管送至左上肺静脉内,经导管插入 0.089cm(0.035 英寸)或 0.097cm(0.038 英寸),长 260cm 的加硬导引钢丝至左上肺静脉,退出导管及外鞘,保留导引钢丝头于左上肺静脉内。

(5)沿导丝送入测量球囊至左房中部,测量 ASD 直径。

(6)沿导引钢丝送入与封堵器相应的长鞘,一直送至左上肺静脉口,撤去长鞘的扩张器,保留鞘管在左心房中部,用肝素盐水冲洗长鞘,以保证长鞘通畅及无气体。

(7)生理盐水浸湿封堵器,将通过负载导管内,与封堵器的螺丝口旋接,封堵器完全浸在肝素盐水中,回拉推送杆,使封堵器装入负载导管内。再经短鞘的侧孔注入肝素盐水,排净短鞘和封堵器内的气体。

(8)将负载导管插入长鞘管内,向前推送输送杆使封堵器至左心房,左心房面和腰部部分顶出长鞘,使其恢复成盘状,回拉鞘管和输送杆,在左心房面垂直站立堵住 ASD,用彩色多普勒二维超声心动图取心尖四腔切面观察 ASD 有无残余分流,并注意封堵器不能影响二尖瓣、三尖瓣的开放和关闭,不能阻挡肺静脉回流。

(9)在超声指导下确认正面封堵器已关闭 ASD 和位置恰当后,固定输送杆,回撤长鞘管,释放出右心房面部分,使两块补片紧贴在一起,如超声示无左向右分流即可逆向旋转输送杆,释放出封堵器。

(10)撤除长鞘及所有导管,压迫止血。或在静脉穿刺点穿刺点处进行"十"字缝合,打结对皮下形成张力,起到即刻止血的目的,可以避免压迫,缩短卧床时间。

4.术后处理

(1)术后卧床 12h,血管穿刺点用弹力绷带包扎或局部沙袋压迫 6h,术侧肢体制动 6h。

(2)术后肝素抗凝 24～48h。普通肝素每小时 10U/kg,持续静脉注射,低分子肝素每次 100U/kg,皮下注射,2 次/天。

(3)阿司匹林每天 3～5mg/kg,口服,6～12 个月;封堵器直径≥30mm 者可酌情加服氯吡格雷,有心房颤动者服用华法林,维持 INR 2～3。

(4)术后 24h、1、3、6 及 12 个月,以及 3 年和 5 年随诊,复查超声心动图、心电图,必要时拍胸片。

5.并发症及处理

(1)残余分流:较少见,一般不需处理。国内有后期出现封堵器移位。超声心动图示封堵器未能抱住主动脉,封堵器偏向一侧,在靠近主动脉根部处发生分流。另外多孔型 ASD,术前和术中未能明确诊断,封堵了大孔,遗漏了小孔。

(2)血栓栓塞:血栓栓塞是有可能发生的并发症,特别房颤患者有可能发生,应重视术中和术后抗凝治疗。无房颤的患者,也有在术中和术后发生血栓栓塞,可能与术中抗凝不够,操作时间长,封堵器在鞘管内的时间较长,在封堵器内和其表面与血液接触形成血栓。因此应规范抗凝剂的应用,定时应用肝素盐水冲洗长鞘和缩短操作时间。

(3)空气栓塞:与输送系统及短鞘内气体未能排空有关。应严格操作程序,充分排空输送鞘和封堵器中气体,当输送鞘置入左房后,保证有回血后再向鞘管内注入肝素盐水和送入封堵器。一旦出现气体栓塞,立即吸氧,心率减慢者给予阿托品,必要时给予硝酸甘油防止血管痉挛。

(4)心包压塞:心壁穿孔可能与导管和鞘管推送过程中损伤了心房壁所致,多发生于左心耳处。多功能导管在左心房内操作时应避免导管头端已经顶住心房壁或在心耳内时从导管内推出导丝,导丝很容易穿过心房壁。术中动作应轻柔。出现心包压塞后,如超声心动图观察心包积液量增加不明显,给予鱼精蛋白中和肝素,大多可自愈;出血量大,迅速增加,立即心包穿刺减轻心包压塞,如心包置管引流后,引流量大,无减少趋势,应尽快行外科手术治疗。

(5)封堵器脱落:与封堵器选择不当,操作不当,ASD的边缘不良以及房间隔呈网格状有关。封堵器脱落也可为推送时发生旋转、封堵器螺丝松脱所致。封堵器可脱落至心房、心室或大血管。释放封堵器前需要反复推拉封堵器并观察其形态和位置是否有异常。如封堵器脱落后未发生心室颤动,可经导管取出,若封堵器较大或者难以取出时应行急诊外科手术。

(6)头痛,视觉异常:个别患者术后出现头痛,眼冒金星。可能与封堵器表面形成微小血栓脱落引起的微栓塞或封堵器表面血小板聚集活化释放血管活性物质有关。应用华法林治疗有效。出现上述并发症,一般抗凝治疗至少1年。

（7）血小板减少：出现在开始的一周内，是封堵器表面吸附血小板所致。一般不需要特别治疗，可在 2～3 周内恢复。

（8）主动脉磨损：ASD 位于房间隔的前上缘，封堵器与主动脉直接接触，随着心跳，封堵器与主动脉发生磨擦，久之发生穿孔。为极少见并发症，全球数万例中发生 20 多例，国内 4 万～5 万例患者中，发生 2 例。

（9）感染性心内膜炎：极少见，仅有个别报道。因此，对患者术后应重视预防。当患者术后开始的一段时间内感冒发热时，应注意适当应用抗生素。

（10）心律失常：多数为一过性，无需特殊处理。出现窦性停搏超过 3s，以及高度房室传导阻滞应及时给予药物治疗，必要时可置入临时或永久起搏器治疗。如术中发生应更换小的封堵器，或放弃封堵治疗。有部分患者术前存在间歇性房室传导阻滞，应进行动态心电图检查。

（11）溶血：ASD 封堵后溶血罕见，可能是红细胞在较大网状双盘结构中流动被撞击破坏所致。停用阿司匹林等抗血小板药物，并给予糖皮质激素。待封堵器表面血栓形成后溶血可消失。

第三节　室间隔缺损

根据解剖部位可将 VSD 分为流入道、流出道、膜周部和肌部 VSD。肌部 VSD 较少见，占 1‰～5％，大部分患者为膜周部 VSD。早期用于治疗 VSD 的封堵器多为 ASD 和 PDA 封堵器，因并发症发生率高，成功率低，未能在临床上推广。Amplatzer 肌部 VSD 封堵器的发明，提高了 VSD 介入治疗的成功率。临床应用逐渐增加。2001 年 12 月，国内长海医院率先研制和应用对称 VSD 封堵器成功治疗膜周部 VSD，并根据 VSD 解剖，先后研制出零边偏心型 VSD 封堵器和细腰型 VSD 封堵器。2002 年，Amplatzer 偏心型膜周部 VSD 封堵器应用于临床，但是在早期的临床试用中发现封堵器植入后早期和晚期传导阻滞的发生率高,因此临床上未能推广应用。而国内研制的对称型、偏心型及小腰大边等封堵器,应用中经过不断改进,提高了成功率,减低了并发症的发生率,特别是减少了房室传导阻滞的发生率。目前,国产 VSD 封堵器在临床上得到广泛应用,全国每年 VSD 介入治疗患者达 5000 多例。

1.适应证

(1)膜周部 VSD,年龄:≥3 岁;有临床症状或有左心超负荷表现,分流束直径＞3mm;VSD 上缘距主动脉右冠瓣≥2mm,无主动脉右冠瓣脱入 VSD 及主动脉瓣反流。

(2)膜部瘤样多孔型 VSD,缺损上缘距离主动脉瓣≥2mm。

(3)VSD 上缘距主动脉右冠瓣≤2mm,无主动脉瓣脱垂及主动脉瓣反流。

(4)嵴内型 VSD,无主动脉瓣脱垂。

(5)肌部 VSD≥3mm。

(6)外科手术后残余分流。

2.禁忌证

(1)干下型 VSD。

(2)伴主动脉瓣脱垂并反流。

(3)合并阻力性肺动脉高压。

3.术前准备　完善各项术前检查,如心电图、胸部 X 线片、超声心动图及相关化验检查,必要时配血备用,准备好必要的抢救药物。签署知情同意书。术前一天开始服用阿司匹林。

4.术前检查

(1)经胸(TTE)和(或)经食管超声心动图(TEE)检查:通过基本的 3 个切面检查,即心尖或胸骨旁五腔心切面,心底短轴切面和左心室长轴切面,评价 VSD 的位置、大小、数目与三尖瓣和主动脉瓣的关系,以及测量缺损边缘距主动脉瓣和三尖瓣的距离。VSD 伴有室间隔膜部瘤者,需检测基底部缺损直径、出口数目及大小,是否合并主动脉瓣脱垂等。

（2）心导管检查及造影：全麻或局麻下穿刺股动、静脉，送入鞘管，静脉注射肝素 100U/kg。常规右心导管检查，测量肺动脉压力，计算肺循环血流量、肺循环阻力等。合并肺动脉高压者判断肺动脉高压性质。左心室造影取左前斜位 45°～60°加头位 20°～25°，必要时增加右前斜位 30°造影，以清晰显示缺损的形态和大小。同时应行升主动脉造影，观察有无主动脉瓣脱垂及反流。

5.介入治疗技术及操作步骤　　我国多用国产封堵器和部分应用 Amplatzer 封堵器，故仅介绍此类封堵器使用方法。

（1）膜周部 VSD 封堵方法

1）建立动、静脉轨道：应用右冠状动脉造影导管、3DRC 右冠状动脉造影导管或剪切的猪尾导管经塑性后作为过隔导管。经主动脉逆行至左室，将导管头端或超滑导丝经 VSD 入右室，直径 0.081cm（0.032 英寸）、长度为 260cm 的超滑导丝经导管送入右室并推送至肺动脉或上腔静脉。再由股静脉经端孔导管送入圈套器，套住位于肺动脉或上腔静脉的导丝，由股静脉拉出体外，建立股静脉-右心房-右心室-VSD-左心室-主动脉-股动脉轨道。当上述方法建立的轨道不顺畅时，可能缠绕腱索，不可强行推送导管，需将导引导丝送至右心室，重新操作导丝经三尖瓣至右心房进入上腔静脉或下腔静脉。在上腔或下腔静脉内圈套导丝，建立顺畅的轨道，避免损失三尖瓣腱索。

2）由股静脉端沿轨道送入合适的输送长鞘与过室间隔的导管相接，沿轨道钢丝推送输送长鞘至主动脉，后撤输送长鞘至主动脉瓣下方。从动脉侧推送导丝及导管达左室心尖，沿导丝将输送长鞘送至左室心尖。

3）封堵器及其选择：所选封堵器的直径较造影测量直径大 1～2mm。缺损距主动脉瓣 2mm 以上者，选用对称型封堵器，不足 2mm 者，选用偏心型封堵器，囊袋型多出口且拟放置封堵器的缺损孔距离主动脉瓣 4mm 以上者选用小腰大边型封堵器。

4）封堵器放置：将封堵器与输送杆连接，经输送短鞘插入输送系统,将封堵器送达输送长鞘末端,在 TEE/TTE 及 X 线监测下,打开左室侧盘,回撤输送长鞘,使左室侧盘与室间隔相贴,确定位置良好后,后撤输送长鞘,打开右室侧盘。在 TEE/TTE 监视下观察封堵器位置、有无分流和瓣膜反流,随后重复上述体位左室造影,确认封堵器位置是否恰当及分流情况,行升主动脉造影,观察有无主动脉瓣反流。在 X 线及超声检查效果满意后即可释放封堵器。

(2)肌部 VSD 封堵方法:与膜部 VSD 封堵术基本相同。有些靠近心尖部的 VSD 需经右颈内静脉途径送入封堵器。另外选择封堵器的直径较造影直径大 2～4mm,有时甚至更大。

6.术后处理及随访

(1)血管穿刺侧肢体制动 6h,卧床 12h,用弹力绷带包扎或局部沙袋压迫 6h。

(2)术后阿司匹林每天 3～5mg/kg,口服,6 个月。

(3)术后 24h、1、3、6、12 个月以及 3 年和 5 年随诊,复查超声心动图、心电图。

7.并发症及处理

(1)心律失常:术中可有室性期前收缩、室性心动过速、束支传导阻滞及房室传滞,多在改变导丝、导管和输送鞘位置和方向后消失,不需要特殊处理。加速性室性自主心律多见于嵴内型 VSD,或膜周部 VSD 向肌部延伸的患者,与封堵器刺激心室肌有关。如心室率在 100 次/分以下,不需处理。Ⅲ度房室传导阻滞,与封堵器的大小、VSD 部位和术中操作损伤有关。可给予糖皮质激素治疗,必要时可置入临时或永久起搏器治疗,部分患者取出封堵器后心律失常消失。近年来也有在晚期发生Ⅲ度房室传导阻滞,因此,术后应长期随访观察。

(2)封堵器移位或脱落:多与封堵器选择偏小有关,也见于封堵器全部放置在缺损的左心室面时释放封堵器。另外肌部 VSD 容易发生封堵器脱落,可能与造影对大小的显示不准确有关。脱落的封堵器可用圈套器捕获后取出,否则应外科手术取出。

(3)主动脉瓣反流:病例选择或封堵器选择不当,均可导致主动脉瓣反流。术中植入封堵器后出现主动脉瓣反流应撤出封堵器。术后出现主动脉瓣反流必要时应外科手术治疗。

(4)三尖瓣反流或狭窄:建立轨道时,导管缠绕腱索,强行通过导管和输送鞘管可引起三尖瓣损伤,应重新建立轨道。若封堵器影响瓣膜功能则应回收封堵器。术后出现严重三尖瓣反流或狭窄,需及时外科手术治疗。

(5)残余分流:残余分流量较多时,应尽早行外科手术治疗。

(6)溶血:与残余分流有关,应使用糖皮质激素、碳酸氢钠等药物治疗,保护肾功能。若经治疗后患者病情不缓解,应及时外科手术治疗。

(7)急性心肌梗死和冠状动脉夹层:是极为少见的并发症,多系操作不当所致。如输送鞘管进入冠状动脉主干引起左主干损伤,导致左冠状动脉急性闭塞,导管进入右冠状动脉引起冠状动脉夹层。出现此类并发症应立即放置冠状动脉支架,尽快开通闭塞的血管。

第四节　经皮球囊肺动脉瓣成形术

经皮球囊肺动脉瓣成形术(PBPV)应用近 30 年来,对 PBPV 患者的长期随访研究证明,PBPV 为简便、有效、安全、经济的治疗 PS 的方法。对于大部分的病例可作为首选方法,基本上可替代外科开胸手术。

1.适应证

(1)心导管检查测量峰值跨瓣压差>5.33kPa(40mmHg)。

(2)成人及青少年患者,有劳力性呼吸困难、心绞痛、晕厥或晕厥前驱症状,心导管检查测量峰值跨瓣压差>4.0kPa(30mmHg)。

(3)无临床症状,心导管检查测量峰值跨瓣压 4.0~5.2kPa(30~39mmHg)。

(4)轻中度发育不良型 PS。

2.禁忌证

(1)跨瓣压差<4.0kPa(30mmHg)。

(2)重度发育不良型PS。

3.球囊导管及其选择 目前常用两种球囊导管:①聚乙烯球囊,长度20~30mm,直径有多种规格;②乳胶尼龙网球囊。前者适用于年龄<10岁或体重<30kg者或者婴幼儿,后者应用于12岁以上的患者。

选择球囊/瓣环的比值为1.0~1.3。瓣膜发育不良型PS者选择的球/瓣比值可稍偏大。

双球囊的有效直径亦可根据以下公式计算:

$$\frac{D_1 + D_2(\frac{D_1}{2} + \frac{D_2}{2})}{n}(D_1 和 D_2 为应用的球囊直径)$$

4.操作方法

(1)术前准备:完善各项术前检查,如心电图、胸部X线片、超声心动图及相关化验检查,必要时配血备用,准备好必要的抢救药物。签署知情同意书。

(2)右心导管检查及右室造影:全麻或局麻下穿刺股静脉,送入鞘管,静脉推注肝素100U/kg。常规右心导管检查,测定肺动脉瓣跨瓣压力阶差。然后行右心室造影,观察PS类型及程度,并测量肺动脉瓣环直径作为选择球囊大小的依据。

(3)球囊扩张术

1)单球囊肺动脉瓣成形术:先以端孔导管或球囊端孔漂浮导管由股静脉途径送入到肺动脉,然后经导管送入长度为260cm的交换导丝并固定于左下肺动脉,撤去端孔导管,沿导丝送入球囊导管,使球囊中部位于肺动脉瓣水平。用稀释造影剂快速扩张球囊,致腰凹征消失。球囊扩张后重复右心导管检查,记录肺动脉至右室的连续压力曲线,测量跨瓣压差,并行右心室造影以观察球囊扩张后的效果及右心室漏斗部是否存在反应性狭窄。成人应用乳胶尼龙网球囊(Inoue导管球)扩张术更容易定位和操作。

2)双球囊肺动脉瓣成形术:为了达到足够的球囊/瓣环比值,有些病例需作双球囊扩张术。

由左右股静脉进行穿刺插入球囊导管,方法同单球囊扩张术。然后先推送一侧球囊导管直至肺动脉瓣处,以少量稀释造影剂扩张球囊,使瓣口位于球囊中央,然后吸瘪球囊。再推送对侧球囊导管至肺动脉瓣处,使两根球囊导管处于同一水平。两根球囊导管同时以稀释造影剂进行同步扩张。为了获得满意的扩张效果,选用的两根球囊直径和长度应大致相同,以避免由于球囊大小相差悬殊,在球囊扩张时产生上下滑动。

5.术后处理及随访

(1)血管穿刺侧肢体制动 6h,卧床 12h,用弹力绷带包扎或局部沙袋压迫 6h。也可选择在穿刺点的上下方行十字缝合止血,效果好,术后即可活动下肢。重症及婴儿需重症监护。

(2)PBPV 术后伴右室流出道反应性狭窄者,给予 β 受体阻滞剂,疗程 1～3 个月。

(3)术后 24h、1、3、6、12 个月,以及 3 年和 5 年随诊,复查超声心动图、心电图。

6.并发症及处理

(1)下腔静脉与髂静脉连接处撕裂:多发生于新生儿及婴儿,由于操作不当,技术不熟练所致,必要时应紧急血管外科手术处理。选择较粗的鞘管时应行股静脉造影测量血管直径,可避免盲目选择鞘管。也可根据经验,按患儿体重选择鞘管。

(2)肺动脉瓣环撕裂及出血:多因球囊选择过大所致,应紧急外科手术治疗。

(3)心包压塞:需快速心包穿刺减压及早期开胸手术修补心脏穿孔。

(4)三尖瓣重度反流:多因球囊扩张时损伤三尖瓣所致,一旦发生应外科手术治疗。

第五章　心律失常的介入治疗

第一节　心房颤动的消融治疗

一、阵发性心房颤动

荟萃分析显示房颤导管消融较抗心律失常药物疗效显著,尤其对于阵发性房颤患者,2010 年 ESC 及 2011 年美国心脏病学会基金会/美国心脏学会/心脏节律协会(ACCF/AHA/HRS)房颤指南均明确将导管消融作为药物无效的症状性阵发性房颤患者的首选。尽管阵发性心房颤动导管消融方法有多种,如环肺静脉前庭解剖学消融、节段性肺静脉电隔离、心房复杂碎裂电位消融等,但目前主流术式仍为环肺静脉电隔离术(CPVI)。本节将着重阐述环肺静脉电隔离术的技术要点。

(一)肺静脉定口

1.肺静脉走形　通常情况下,左侧肺静脉(LPV)分为上、下两支,左上肺静脉(LSPV)走行通常向左、前、上,但其向前和向上的角度因人而异。通常情况下,LSPV 位于左心耳(LAA)的后上方;左下肺静脉(LIPV)走行通常向左、后、下,其向后和向下的角度也因人而异。通常情况下,LIPV 位于左心耳的后下方。右侧肺静脉(RPV)一般也分为两支,右上肺静脉(RSPV)走行通常向右、前、上;而右下肺静脉(RIPV)走行通常向右、后、下。

　　2.肺静脉定口及相关导管操作　　和普通电生理的导管操作不同,左房内的导管操作一般都是在使用鞘管的基础上调控消融导管,其基本动作除了推送或回撤导管、转动导管和调节导管头端弯度外,还有鞘管的推送或回撤以及鞘管的转动,总共5个环节。左房内导管操作的要点是:先调整鞘管的高低和朝向,再调整消融导管;左手控制鞘管,右手控制消融导管,双手配合微调;同时注意鞘管对消融导管的限制作用。

　　(1)本中心 RPV 定口的顺序是:右前上(顶部)→右后下(底部)→右后中(后壁)→右后上(顶部)→右前中(前壁)。右侧肺静脉定口主要参考 RAO30°造影,所以通常在同一体位透视下进行。①右前上(顶部)定口先通过选择性造影分析 RSPV 的走行和开口大体位置,在影像上初步确定 RSPV 的开口位置,消融导管保持与鞘管同轴,送到右上肺静脉内(可能需要稍增加导管弯度),松开导管弯度,同步顺时针转动导管和鞘管(以保持导管和鞘管同轴),使导管头端贴靠在 RSPV 前壁顶部,回撤导管靠近造影提示的开口位置时,利用三维标测系统的空间记忆功能标记右前上(顶部)开口的三维位置。②右后下(底部)定口,通过选择性造影分析 RIPV 的走行和开口大体位置,在影像上初步确定 RIPV 的开口位置,消融导管保持与鞘管同轴,边送边加大消融导管弯度到右下肺静脉内,同步回撤鞘管和导管使消融导管头端贴于右下肺静脉底部,稍逆时针转动导管和鞘管,使导管头端贴靠在 RIPV 后壁开口,在导管头端靠近造影提示的开口位置时,给予标记,如果位于 LIPV 较深部位,在适当回撤导管的同时注意逆钟向转动导管和鞘管保持在后壁的贴靠。③右后中(后壁)定口,肺静脉造影不能直接显示右肺静脉后壁中点的位置,但是可以参照肺静脉顶部点和底部点的位置来确定该点,松开消融导管头端弯曲度,并将鞘管和导管同时向上推送沿右肺静脉后壁向上滑动,可以比较顺利到达后壁中点,注意保持适当的逆钟向旋转使消融导管头端与 RIPV 后壁紧密接触。④右后上(顶部)定口,在 RAO 30°RSPV 选择性造影上,右后上和右前上的位置几乎重叠,可以直接通过逆钟向旋转鞘管和导管转向右后上。⑤右前中定口,通过 RAO 30°选择性造影可以确定 RSPV 开口的底部和 RIPV 开口的顶部,两者通常重叠但如果右中肺静脉较大,两者间也可以有较大距离,前壁中点就定在该两者之间,而其和后壁中点在 RAO 30°造影下经常并不重叠,定口时,鞘管仍放置在右上肺静脉水平,增加消融导管弯度到两肺静脉中间,同时顺钟向转动鞘管和导管使导管头端贴靠在右上下肺静脉中间的部位,在导管头端靠近造影提示的开口位置时,给予标记。

(2)本中心 LPV 定口的顺序是:左后上(顶部)→左后下(底部)→左后中(后壁)→左前中(前壁)→左前上(顶部)→左前下(底部)。左侧肺静脉定口主要参考 LAO45°左肺静脉造影。①左后上定口,先通过选择性造影分析 LSPV 的走行和开口大体位置,在影像上初步确定 LSPV 的开口位置。由于 LPV 的后上开口往往没有明确的转折,不能准确定位在一个点,通常的做法是通过垂直线法来确定,该方法在右侧肺静脉顶部定口的时候有时也采用。左后上(顶部)定口时,鞘管指向左房后壁,消融导管保持与鞘管同轴,送到左房后壁,这时多在后壁中部,可以采用两种方式操作导管顶端到达左后上:一种是固定鞘管,顺钟向转动导管使其沿后壁向上滑动,同时送导管并加大弯度,可到左后上;另一种方式是同时将鞘管和导管向上送,也可到达左后上肺静脉开口。消融导管到达造影提示的左后上开口位置附近时,加大弯度可以使导管头端向口外移动,减小弯度则可以使导管头端向口内移动,局部微调后利用三维标测系统的空间记忆功能标记左前上(顶部)开口的三维位置。②左后下定口,通过选择性造影分析 LIPV 的走行和开口大体位置,在影像上初步确定 LIPV 的开口位置,左后下(底部)定口时,鞘管指向左房后壁,消融导管保持与鞘管同轴,送到左下肺静脉内,弯曲消融导管,保持顺钟向扭力,缓慢逐渐后撤,到 LPV 底部开口外时会有一个明显滑落感,反复几次尝试,在消融导管快滑出左下肺静脉时定口。③左后中定口,通过选择性造影分析 LSPV 和 LIPV 的走行和开口大体位置,在影像上初步确定 LPV 的后壁开口位置,LPV 后壁开口没有影像学的直接标记,一般都根据 LPV 顶部和底部的开口来间接确定,需要指出的是,本中心后壁消融时多在定口外侧 0.5~1cm 左右的部位进行,操作手法是鞘管稍向前送,消融导管顺钟向转动沿后壁向上,送到左肺静脉后壁中部,此时多数情况需要回撤一些导管,注意这时加大弯度可以使导管头端向外移动(左房侧),减小弯度则可以使导管头端向内移动(肺静脉侧)。④左前中定口,通过选择性造影分析 LSPV 的走行和开口大体位置,在影像上初步确定 LPV 的前壁中点开口位置,由于左上肺静脉的前壁消融通常从左前中开始向上消融,因此前壁中部定口非常重要,一般情况下可操作导管先到后壁中点附近,再逆时针转动鞘管及导管使之靠向 LSPV 的前壁,此过程中一般需要前送导管到 LSPV 内,然后通过加大弯度伴或不伴回撤导管,使其头端贴靠在前壁中点。⑤左前上(顶部)定口,通过选择性造影分析 LSPV 的走行和开口大体位置,在影像上初步确定 LSPV 的开口位置,导管头端位于左前壁中部时,直接逆时针转动导管可到达左上肺静脉前顶部,但容易从开口滑出,可先松弯度将导管头端置于肺静脉内,再逆钟向转向房顶,然后给弯度调节导管和肺静脉开口的距离。⑥左前下定口,通过选择性造影分析 I-IPV 的走行和开口大体位置,在影像上确定 LIPV 的开口位置,先将消融导管回到左侧肺静脉底部,直接逆钟向转动鞘管和导管,此时稍向前送导管以保持导管在肺静脉内而不至于向外滑到嵴的心房侧,缓慢回撤导管并保持这种逆钟向力量,使导管沿左下肺静脉前壁回撤到嵴的肺静脉侧,此过程中注意:一是尽量逆钟向转动鞘管和导管贴紧前壁,二是勿使导管突然从嵴上滑出肺静脉,三是不能在左下肺静脉内过深,以防肺静脉狭窄。

(二)环肺静脉电隔离术

1.环肺静脉消融电隔离的术前准备

(1)常规准备同普通导管射频消融,如患者应进行 X 线胸片、经胸超声心动图、出凝血时间、血常规、肝肾功能等检查和碘过敏试验,以及备皮和术前禁食等。

(2)术前 48 小时内经食管心脏超声心动图检查排除心脏血栓。如有条件可行多层螺旋 CT 或核磁肺静脉成像检查,更准确地了解肺静脉的解剖变异、肺静脉近段的直径及位置情况、心房内特别是左心耳内有无血栓,并作为术后判断有无肺静脉狭窄的参照资料。

(3)24h 动态心电图检查除可以了解伴随的心律失常类型而做出术前的基本诊断外,还可以了解窦房结和房室结的功能,手术前后的对比便于术后分析消融治疗效果和发现可能的心律失常并发症。

(4)由于多数患者房颤发作频繁、症状明显,术前常已服用多种抗心律失常药物,故除临床研究需要外,不强调术前停用抗心律失常药物。

(5)特殊器械准备包括房间隔穿刺针、穿刺鞘、环形标测导管、三维标测系统、冷盐水灌注消融导管或其他特殊的消融器材(8mm 温控消融导管、超声球囊、冷冻球囊等)。

(6)射频发生仪设置:采用冷盐水灌注导管进行消融,预设温度 $40\sim45{}^{\circ}\!C$,功率 $30\sim35W$。术中可根据患者的反应及具体情况适当进行调节,应尽可能避免高功率、高温度设置下长时间放电。

(7)冷盐水灌注导管的连接与设置:在冷盐水灌注消融导管的尾端侧孔,通过三通管与流量泵相连。放电时通过流量泵快速(17ml/min)给予冷盐水,以达到为消融导管的远端电极降温,从而产生较大和较深损伤的目的。在标测时以低流量(2ml/min)冷盐水持续输注以保持灌注通路的畅通。流量泵中的液体为低浓度肝素盐水(500U/500ml)。

(8)建议多导电生理记录仪记录通道排列顺序为:体表心电图 I、V_1 导联,环状标测导管的电极依次排列(从 L12、L23、L34…L910),冠状静脉窦导管的电极由近端至远端排列、消融导管的电极由远端至近端排列。

(9)患者愿意选择导管射频消融电隔离治疗,对该治疗的疗效和危险性认知和理解,签署手术知情同意书。

2.环肺静脉电隔离的方法和步骤

(1)普通导管放置:经锁骨下静脉或颈内静脉途径放置冠状静脉窦导管;经股静脉途径放置标测电极到右心室心尖部,远端可连接临时起搏器(设置基础起搏频率在 50 次/分,方便在消融产生迷走反射时自动起搏支持),近端记录心内电图。

(2)房间隔穿刺,一般采取两次房间隔穿刺放置两根外鞘管,也可以进行一次房间隔穿刺放置一根外鞘管作为造影和送入环形标测电极的途径,而消融导管直接通过穿刺孔送入左心房。完成穿刺后及时静脉注射肝素(75～100U/kg),并在操作过程中每小时补充 1000U 或根据 ACT 调整剂量(目标值 300～350s)。

(3)选择性肺静脉造影:了解肺静脉的大小和开口部位的位置,对环肺静脉消融时判断消融线距离肺静脉口的距离很有帮助。造影后根据肺静脉开口部的直径,选择合适的环状标测电极导管,最常选用的是 15mm LASSO 电极。

(4)环状标测导管的放置:环状标测导管的放置原则是临近开口部和尽可能与静脉长轴垂直。应利用不同的投照体位判断环状标测导管与静脉开口的相对关系。通常在左侧肺静脉放置 LASSO 电极时选用左前斜位 45°～60°,有助于判断其深浅,右前斜位 30°～45°则有助于确定 LASSO 电极和右侧肺静脉之间的关系。

(5)左心房三维解剖模型重建和定口:利用 CARTO 系统或 EnSite/NavX 标测系统,通过专用标测消融导管于左心房取点行左心房三维解剖重建,然后结合造影、导管操作以及电位特征确定肺静脉开口的位置,即各支肺静脉前、后缘以及上肺静脉的上缘和下肺静脉的下缘。

(6)环肺静脉消融:在确定的开口部位的心房侧 0.5～1.0cm 处行环同侧肺静脉的逐点消融和标记,积点成线,连线成环,每点消融终点是局部双极心内膜电图振幅降低 80% 以上或有效放电至 20～40s。消融过程中或完成预设消融环后可通过环形标测电极判断同侧上、下肺静脉的电位变化,以证实是否达到了肺静脉与左房完全电隔离的消融终点,即消融环内的肺静脉电位完全消失。

(三)并发症的预防、识别和处理

1.血管并发症　穿刺相关的血管并发症是房颤导管消融最常见的并发症,而血肿最为常见。国内黄从新牵头的全国注册资料表明,1998年至2005年间国内40家医院共3196例房颤患者消融除心房扑动外房性心动过速等心律失常的并发症发生率为7.48%,其中皮下血肿3.04%,占总并发症的近50%。Cappato报道的8745例房颤导管消融中血管并发症的发生率为股动脉假性动脉瘤0.53%,动静脉瘘0.42%,主动脉夹层0.3%~1%,但该注册研究未提到皮下血肿的发生率。

房颤导管消融一般穿刺股静脉及锁骨下静脉,经验丰富的术者可避免损伤大动脉、中小动脉,但是皮下微小动脉的损伤取决于患者解剖特点,与操作经验几乎无关,无法避免。此外,房颤导管消融后进行低分子肝素联合应用华法林强化抗凝是术后血肿发生率较其他介入操作明显增加的重要的医源性原因。预防血肿并发症应以提高穿刺水平为基本,还应包括以下方面:

(1)合理的穿刺入路:穿刺锁骨下静脉后如若出现血肿可能面临无法压迫止血的棘手问题,颈内静脉穿刺如果引起颈部血肿可致气管塌陷或血肿压迫颈动脉窦造成心搏骤停。因此,房颤消融应慎用锁骨下静脉、颈内静脉入路,尤其对于老年、体形明显消瘦者。通过左侧股静脉放置冠状窦电极可减少因穿刺入路选择不当引起的血肿风险,因后者穿刺部位可压迫。

(2)合理制动与合理压迫:房颤导管消融术后拔除股静脉鞘后应当按股动脉压迫的方法,要压迫足够的时间,在穿刺部位以弹力胶布或绷带加压包扎至术后24小时,并在穿刺处以沙袋压迫8小时并床上制动8~12小时,术后24小时根据穿刺点渗血情况决定是否松脱弹力胶布或绷带。

(3)早发现、早处理:血肿的发生、发展具有一定的规律性,出血早期因为血液渗入肌间隙,此时仅表现为深部疼痛并逐渐加剧,而超声检查无血肿形成,如若继续强化抗凝治疗,巨大血肿几乎不可避免。所以,我们的经验是如果患者出现穿刺点疼痛,则立丑口进行弹力绷带加压包扎,并根据血栓/出血风险权衡适当将抗凝药物减量,多可避免巨大血肿的形成。

(4)合理的抗凝:Morady 实验室经验显示术后 1mg/kg 依诺肝素血肿发生率不可忍受,0.5mg/kg 的剂量则较适宜。最近,Cleveland 的经验显示术前 2 个月开始服用华法林,持续服用至术后并维持 INR 在 2.0~3.5较术后开始联合应用华法林和低分子肝素出血的并发症显著降低。

2.肺静脉狭窄　　肺静脉狭窄是公认的房颤消融并发症,系由肺静脉肌肉组织的热损伤所致。尽管明确的病理生理机制尚不清楚,但已经在犬动物实验上表明是一种渐进的血管反应导致胶原组织取代了坏死的心肌组织,主要原因是误在肺静脉内消融,其次为射频能量过大和消融时间过长。目前根据肺静脉造影、CT 或 MRI 显示的狭窄程度将肺静脉狭窄分为轻度(狭窄≤50%)、中度(50%～70%)和重度(≥70%)。肺动脉狭窄表现为胸痛、呼吸困难、咳嗽、咯血、继发感染和与肺动脉高压相关的临床表现,症状与严重程度相关。但由于同侧肺静脉代偿性扩张作用,有时肺静脉极重度狭窄甚至完全闭塞,患者也可以没有症状,临床上无症状性肺静脉狭窄者可占 40%～50%。Packer 等报道了 23 例严重肺静脉狭窄病例(共 34 根肺静脉),其中 52% 的患者因房颤复发进行了 2 次消融,22% 的患者进行了 3 次消融。肺静脉狭窄的临床症状在最后一次消融术后 1~3 个月内出现。最常见的临床症状为活动后呼吸困难(83%),其后依次是静息时呼吸困难(30%)、反复咳嗽(39%)、胸痛(26%)、流感样症状(13%)和咯血(13%)。CT、经食管超声心动图(TEE)及肺部同位素通气灌注扫描作为无创性检查均能有效地确诊肺静脉狭窄,但不同的检查方法对于肺静脉狭窄的检出率存在差异,CT 是鉴别狭窄部位和程度的最有效的检查,而 TEE 仅检出47%的狭窄肺静脉,并且对于右肺及左下肺静脉的狭窄评价存在偏差。同位素扫描检查中通气异常仅见于26%的狭窄肺静脉,而灌注异常则见于所有狭窄肺静脉,且表现类似于肺栓塞。此外,值得注意的是肺静脉狭窄有迟发现象存在,症状出现的时间也相差较大,早者在消融过程中即可出现,多数发生于术后2~3个月,有些患者的症状也可以晚到术后半年才出现。肺静脉狭窄的治疗尚缺乏有效扩张肺静脉的药物,所以对于有症状的肺静脉狭窄首选介入治疗,包括单纯球囊扩张、裸/药物涂层支架置入术。鉴于目前尚无一种理想的肺静脉狭窄治疗措施,故现阶段的工作应重在预防,手术时术者须确定肺静脉口部,避免肺静脉内消融。对于肺静脉消融后出现呼吸系统疾病表现的患者,应特别注意肺静脉狭窄的可能性,必要时进行相应检查。

3.消融术后房性心动过速 第一次房颤消融术后房性心动过速(AT)的发生率文献报道不一,为5%~25%,其中部分AT会在术后3~6个月自行恢复。关于房颤消融术后早期复发机制的研究少见,目前有关文献推测其机制主要与消融术后早期心房肌细胞水肿、炎症反应、心房肌细胞不应期不均一、心脏自主神经功能不平衡等有关。此外,房颤消融术后心房逆重构需要一个过程,因此早期复发可能是一过性的,随着随访时间的延长可逐渐减少和消失。但是这仅仅是理论上的推断,缺乏客观电生理研究的依据。尽管有学者提出不同意见,但多数学者及本中心也认为消融术后房性心律失常复发与肺静脉电传导恢复有关。

4.栓塞 房颤消融相关性栓塞并发症是房颤导管消融严重并发症之一,栓塞原因可分为鞘管内血栓、消融导管附着血栓、消融所致焦痂、原心房附壁血栓及气栓等,其发生率约为0%~7%。几乎所有临床研究的文章中均有报道,消融相关栓塞常发生于消融术后24小时,但术后2周内亦属栓塞高危期。心腔内超声监测发现,在活化凝血时间(ACT)>250s的抗凝状态下,在消融导管及鞘管上仍可见到24/232例(10.3%)有附壁血栓形成,提示我们不可轻视血栓栓塞的风险。多项研究表明,静脉应用肝素使 ACT 维持在 300～400s 以上及保持高流量肝素(180ml/h)经房间隔鞘管滴入能明显减少左心房血栓形成和栓塞事件的发生。为了减少这一并发症,抗凝治疗应该贯穿于术前、术中和术后。对于持续性房颤患者,术前口服华法林 1 个月,使 INR 保持在 2.0～3.0,入院后皮下注射低分子肝素 1 周;对于发作持续时间小于 48 小时的阵发性房颤患者,只需入院后皮下注射低分子肝素 1 周;如持续时间大于 48 小时,处理同持续性房颤,所有患者术前 1～2 天(不要提前超过 3 天)作经食管超声心动图检查以排除心房及左心耳血栓。术中一方面要充分肝素化,手术开始根据体重以 75～100U/kg 的剂量应用肝素,以后每小时追加 1000U(未测 ACT 时),术中最好能有 ACT 检测,根据 ACT 决定术中肝素的应用。术中消融导管或标测电极撤出鞘管时应注意从鞘管外侧阀门抽吸血液至少 5ml 以上,并注意观察抽吸液内有无血栓。术后皮下注射低分子肝素 3～5 天,并同时口服华法林,随访 INR,直至达标。

房颤导管消融术中可发生气栓,多数与术中操作不谨慎有关,也可能系导管快速抽出引起负吸所致。气栓可阻塞冠状动脉(多数为右冠状动脉)及颅内血管,引起急性冠状动脉缺血和(或)房室传导阻滞及神经系统相关症状。因气栓并发症与术者操作明显相关,故术者应对此并发症有一定认识,肺静脉造影时要注意不要把气泡注入鞘管,从鞘管内移除导管速度不宜过快,抽吸血液要充分,术中出现下壁导联的 ST 段抬高或与迷走反射无关的房室传导阻滞,要注意有无右冠状动脉气栓的可能。若患者出现气栓引起的脑栓塞,应让患者头低脚高位,高流量吸氧,必要时行高压氧治疗;若出现冠状动脉气栓,如为一过性,则无需处理,如症状持续或进行性加重,应紧急穿刺股动脉,送入冠状动脉造影导管于气栓的冠状动脉,反复抽吸、推注血液,尽量将气栓冲到冠状动脉远端。

5.膈神经麻痹　膈神经损伤是消融房颤的可逆性并发症,发生率约为 0%～0.48%,右侧膈神经损伤更常见于超声球囊消融时。目前,热损伤是膈神经麻痹最为广泛接受的机制。深刻理解膈神经与心脏各部分的解剖关系是避免膈神经损伤的关键,比如右侧膈神经临近上腔静脉和右上肺静脉并于右心房的后侧游离壁穿行而过,因而在此处进行消融治疗极易发生右侧膈神经损伤;左侧膈神经靠近心大静脉、左心耳、左心室游离壁,消融这些部位均可引起损伤。另外,消融能量也与膈神经损伤密切相关,相对于射频能量来说,微波在理论上导致膈神经损伤的风险要高,而冷冻和超声似乎可降低膈神经损伤的潜在危险,但是实际应用中,无论冷冻还是超声在行肺静脉隔离时均有引起膈神经损伤的报道。尽管膈神经麻痹发生率低,但术者仍应高度重视,因为永久性膈神经麻痹可导致患者持续性气短、咳嗽、呃逆、肺不张、胸腔积液和胸痛。术中,尤其在消融两上肺静脉静脉前壁时应注意 X 线透视检查膈肌情况,放电时通过 X 线观察膈肌运动,一旦膈肌运动消失,立即停止放电。国外有学者,在相关部位消融前,通过起搏刺激有无膈肌收缩来辨别膈神经位置,从而减少膈神经麻痹并发症的发生。一般情况下,膈神经功能在 1 天至 1 年内恢复,少数患者留下永久性膈神经损伤,目前尚无有效治疗方法。

6.心脏压塞　心脏压塞是房颤消融的严重并发症,Mayo Clinic 的报道显示 632 例房颤消融中 15 例(2.4%)发生心脏压塞,2 例需开胸修补。心脏压塞的处理重在及时发现,经穿刺引流或必要时开胸修补多不威胁生命。心脏压塞的发生通常与过多的心内导管操作、消融,两次或多次穿刺房间隔和肝素抗凝有关。心脏破裂导致的心脏压塞与消融时局部温度过高并产生爆破声("pop"音)有关,或为直接的机械损伤所致,特别是穿刺房间隔时穿刺点过于偏前(主动脉根部)或过于偏后(右心房后壁)。心脏压塞典型者可表现为血压下降、颈静脉怒张和心音遥远的 Beck 三联征,并有呼吸困难、烦躁、意识模糊或意识丧失。但有时表现却很隐蔽,血压缓慢下降甚至不降(机体代偿或补液),容易漏诊,之后突然下降。X 线下心影搏动消失和出现透亮带,超声心动图可确诊。术者需高度警惕,穿刺房间隔之前记录心影搏动,穿刺针突破后要轻推造影剂确认进入左房,再推送外鞘管。导管经房间隔进入左房后,要注意根据消融导管的电位及影像位置,辨别左心耳,防止左心耳穿孔。手术过程及术后 24 小时内需密切监测血压和心率,一旦发现血压下降或心率增快,应立即透视心影或行超声心动图检查,如确定为急性心脏压塞,应立即在透视或超声引导下行心包穿刺引流,引流完毕并稳定后保留猪尾导管 24 小时。需要指出的是,尽管采用这一措施对于心房壁的穿孔多数情况下可避免开胸手术,但因左心耳缺乏收缩力,其穿孔难于自行闭合,加之抗凝原因,少数心房穿孔出血不止,故与心脏外科密切配合必不可少。值得注意的是,部分患者术后出现心包反应性渗出,可伴有胸痛、呼吸困难、发热、白细胞升高,这与消融时射频能量透过心肌引起心包炎症有关,有作者称之为"心脏损伤后综合征(PCIS)"。这类患者如血压平稳、无急性失血征象,可不必紧急行心包穿刺引流,短期应用皮质激素,严密观察生命体征,超声心动图随访心包积液量,必要时再行心包穿刺引流。

7.其他并发症 如急性冠状动脉损伤、心肌损伤后综合征、心房-食管瘘、急性肺水肿、食管周围迷走神经损伤、标测电极或消融导管卡瓣、窦房结及房室结损伤等,尽管这些并发症相对少见,但仍需引起足够重视。

二、持续性心房颤动

阵发性房颤的导管消融方法学已经相对成熟,但是导管消融治疗持续性房颤仍然处于深入探索阶段,导管消融的方法学和疗效尚未形成较为一致的意见。

(一)导管消融治疗持续性房颤的术式及评价

目前,慢性房颤的导管消融的主要方法有:环肺静脉电隔离,单纯碎裂电位消融以及环肺静脉消融电隔离附加碎裂电位(或线性)消融等。

1.环肺静脉电隔离(CPVI)　房颤消融开展早期这一术式主要用于阵发性房颤的导管消融,但随后在慢性房颤消融开展早期也曾被采用。Ouyang 等采用环肺静脉消融电隔离治疗 40 例持续性房颤,随访 8±2 月的临床成功率高达 95%,但必须指出的是其入选的患者房颤持续时间均小于 12 个月,其中房颤持续时间小于 6 个月的更占到 73%(29/40)。Natale 中心应用心腔内超声(ICE)指引下环肺静脉电隔离治疗房颤,报道 315 例房颤行 ICE 指引下环肺静脉电隔离,其中约 150 例为慢性房颤,近 1/3 合并器质性心脏病,平均随访 11 个月成功率为 90.2%。慢性房颤及器质性心脏病房颤的消融成功率与阵发性房颤无明显差异。ICE 指引环肺静脉电隔离实质上仍为单纯的环肺静脉电隔离,并未进一步涉及心房其他部位的基质消融,因此理论上治疗慢性房颤的效果有限。但是据 Natale 中心的随访结果,慢性房颤的消融成功率高达 90%以上,合并器质性心脏病或心脏外科术史的房颤消融成功率高达 93%,如此高的消融成功率似乎令人难以置信。进一步观察 Natale 术式可以发现,该术式消融肺静脉前庭的范围可能较三维标测系统引导下前庭消融更大,整个左房后壁、房顶、右肺静脉外前间隔均被彻底消融。

2.环肺静脉消融术(CPVA)　2000 年意大利米兰 Pappone 医生率先将三维电解剖标测应用于房颤导管消融,开创了房颤导管消融新的一页,该术式不强调肺静脉电隔离,曾一度引起电生理学者的极大兴趣,但是迄今少有其他电生理中心重复出如此高的成功率,因此也备受争议。Pappone 医师的 CPVA 术式自被提出以来,不是一成不变的,而是处于不断修正改进中。大致分成三个阶段。第一阶段为 2000～2001 年,消融围绕每一个肺静脉进行,消融线径距离肺静脉开口 0.5cm 以上,成功标准是消融线内电位振幅降低(0.08±0.02mV)和隔离线两侧激动时间相差 58±12ms。第二阶段为 2003 年,此时消融环线包绕同侧肺静脉,并在同侧上下肺静脉之间做消融连线,形成"8"字形消融,消融终点为消融线内电压降低 80%或<0.1mV。第三阶段是 2004 年,在

第二阶段的基础上增加左房内三条消融线径:左房后上壁连接双侧肺静脉消融线、左房后下壁连接双侧肺静脉消融线以及左肺静脉至二尖瓣环(二尖瓣峡部)消融线。消融线内电压降低 90% 或 <0.05mV。2004 年以后,其核心的 CPVA 术式不再变化,融合其他电生理中心的经验做的某些改进和微调。例如,强调肺静脉隔离(仍坚持不用环状电极标测),增加碎裂电位消融,房间隔消融等。其消融采用 8mm 标准大头:能量设定为 55～65℃、100W,消融后壁时减少到 55℃、55W。采用盐水灌注导管:标测和消融时均采用恒定流速(20mm/min),消融时能量设定为 40W,温度 50℃,每点消融时间为 5～10s,取决于电位是否明显降低,基本是边放电边移动导管。完成上述消融线后,若房颤未转复,则行直流电复律,不常规验证消融线的双向阻滞。2006 年,新英格兰杂志发表了 Oral 和 Pappone 联合进行的慢性房颤导管消融研究结果,研究入选 146 例慢性 AF 患者,随机分为药物组($n=69$)和导管消融组($n=77$),意向性分析显示消融组 74% 以及药物组 58% 患者无房性心律失常发作(不服用抗心律失常药物),但是药物组 69 例中有 53 例(77%)因药物治疗失败交叉入消融组。实际仅 3 例(4%)患者不用药物随访 1 年维持窦性心律。

　　3.心房复杂碎裂电位(CFAEs)消融　2004 年 Nademanee 首次提出 CFAEs 消融方法治疗房颤,CFAEs 的定义:①由 2 个或 2 个以上碎裂电图构成的心房电图,或(和)在 10s 以上记录中存在由延长激动波形成的连续曲折所造成的基线紊乱;②在 10s 以上记录中,存在极短周长(平均≤120ms)的心房电图。研究入选 121 例房颤患者,其中慢性房颤 64 例,选择 CFAEs 的部位进行消融,将 CFAE 在左右房的分布分为 9 个区:房间隔、二尖瓣环左后间隔和冠状静脉窦口、肺静脉、左房顶部、二尖瓣环、三尖瓣峡部、界嵴、左右心耳、上腔静脉与右房连接处。根据 CFAE 的分布将房颤分为:Ⅰ类:CFAE 仅分布在一个区域,心房其他部位显示相对规则清晰的心房电图,CFAE 区的心房激动周长显著短于心房其他部位的周长,射频消融一个区域即可去除 CFAE、终止房颤;Ⅱ类:CFAE 分布在 2 个区域,射频消融两个 CFAE 区域方可终止房颤;Ⅲ类:CFAE 分布区>3 个,消融这些区域的 CFAE 后有时转为房性心动过速甚至需要其他的治疗。慢性房颤消融终点是消除CFAEs 或(和)恢复为窦性心律。结果显示碎裂电位主要分布于房间隔、肺静脉、左房顶部、二尖瓣后瓣环、冠状窦口等。慢性房颤 7 例为Ⅰ类房颤,22 例为Ⅱ类房颤,35 例为Ⅲ类房颤。消融 CFAEs 终止慢性房颤比例为 80% 以上,随访 1 年窦性心律保持率为 87.5%(30% 患者再次消融)。在此前几乎所有的消融术式均围绕肺静脉展开的情况下,以CFAEs 为靶点的消融术式的出现无疑给房颤导管消融带来新思路。但同样由于未有其他大的电生理中心复制出如此高的成功率,因此也颇受质疑。

4.环肺静脉电隔离加心房复杂碎裂电位(或线性)消融 现阶段,对于持续性房颤患者,兼顾触发灶及心房基质的环肺静脉消融电隔离附加碎裂电位(或线性)消融的策略有更为广泛的接受度。2008 年Estner 等报道单纯碎裂电位消融和碎裂电位消融+环肺静脉隔离治疗持续性房颤的对照研究,研究人选 77 例持续性房颤患者,碎裂电位消融组 23 例,碎裂电位消融组合环肺静脉消融组 54 例,术后平均随访13±10 个月,单纯碎裂电位消融组仅 2 例(9%)维持窦性心律,而碎裂电位组合环肺静脉消融组 22 例(41%)不服用抗心律失常药物维持窦性心律。另有作者报道 35 例持续性房颤采用环肺静脉隔离+碎裂电位组合术式消融,术中房颤消融终止 23 例(66%),平均随访 19±12 个月,26 例(74%)患者维持窦性心律。北京安贞医院马长生所倡导的持续性房颤"2C3L"术式,为环肺静脉电隔离加左房顶部线、二尖瓣峡部线及三尖瓣峡部线消融的组合术式,亦取得较好的临床疗效。

5.步进式消融术式 2005 年 Haissaguerre 报道了一种激进的步进式消融术式,对 60 例持久性房颤患者以随机顺序进行四步消融,平均房颤病程 1 年,平均左房内径 47±6mm,半数患者合并器质性心脏病。消融过程包括肺静脉电隔离和上腔静脉隔离(终点为肺静脉和上腔静脉电隔离)、冠状静脉窦隔离(终点为冠状窦口 3cm 范围内尖峰电位分离或消失),左房基于电位的消融(包括连续电位、碎裂电位、消融导管远近端存在激动顺序阶差的电位、与左心耳相比激动周长短的电位,终点为局部电位激动规律化或频率变慢),以及左房顶部和二尖瓣、三尖瓣峡部线性消融(严格实现峡部双向阻滞),结果 87% 消融中房颤终止,但术后 3 个月时复发性房速发生率达 40%(24/60)。其中 16 例存在多种房速。再次消融发现折返性和局灶性机制房速,折返性房速多由于线性消融线上的传导缝隙(gap)有关,而局灶性房速多位于左心耳、冠状静脉窦、肺静脉、卵圆窝等部位。随访 11±6 个月,成功率 95%。但手术时间和 X 线透视时间分别达 264±77min 和 84±30min。该方法融合了心脏大静脉隔离、基于电位的消融和线性消融等多种方法,操作复杂,消融范围更广,但术后依然有很高的房速发生率,且这种房速的标测和消融均十分复杂。由于此种术式的高度复杂性! 难以大规模推广。

Haissaguerre 提出分步式消融术以来,消融程序也经历了一些调整和改进,目前基本上稳定为以下的消融顺序:

第一步,环状电极引导下肺静脉隔离。经验性隔离所有肺静脉,环状电极放置于每一个肺静脉开口,消融导管放电部位在右肺静脉和左肺静脉后壁离环状电极 1~1.5cm,因此消融部位位于肺静脉前庭。盐水灌注温度 48℃,功率 25 ~ 30W,每点放电 30 ~ 60s。盐水流速 20ml/min,所有肺静脉实现电隔离后,消融环状电极撤至右心耳测定平均房颤周长。消融导管保持在左房。

第二步,左房顶部线性消融连接左、右肺静脉。此消融线径较短,消融应尽量靠近房顶部,远离左心房后壁。消融能量当导管与房顶部平行贴靠时为 30W,当为垂直贴靠时降至 25W,以减少组织爆裂和心脏穿孔风险。房颤状态下顶部线消融终点为消融线上所有电位消失,消融线的双向阻滞需要在窦性心律下经起搏手段验证。

第三步,冠状窦、左房下部和左房其他部位的消融。几乎左房内所有的部位均可能作为消融靶区,房间隔、卵圆窝、后壁、前壁、左心耳基底部、左房峡部、冠状窦,消融靶点的心电图特征包括连续电位、碎裂电位、消融导管远近端存在激动顺序阶差的电位、与左心耳相比激动周长短的电位,等等。上述各部位中,临床消融实践发现左心耳基底部和左房下壁/冠状窦两个区域对于慢性房颤消融非常重要。

　　第四步,二尖瓣峡部消融。二尖瓣峡部消融通常在上述三步消融不能终止房颤或经标测证实的围绕二尖瓣峡部的大折返,这主要是由于二尖瓣峡部消融难度高,而且约三分之二的患者需要在冠状窦内消融方能实现峡部阻滞,增加心脏压塞和冠状动脉回旋支损伤的风险。具体二尖瓣消融的方法要点包括右前斜位从二尖瓣环开始消融(此处A:V振幅比为1:1或2:1),然后逐点边消融边顺时针转动导管和鞘管,直至达到左下肺静脉开口,有时消融线需要向上延伸至左心耳基底部方能实现二尖瓣峡部阻断,消融能量较左房其他部位能量都高,为38～40W,盐水流速可达60ml/min。二尖瓣峡部双向阻滞需要在恢复窦性心律后通过起搏和激动标测加以证实。

　　此外,部分患者需要消融左房以外的结构(如右房、上腔静脉)方能达到房颤终止,如何判断右房是否需要消融和何时消融非常重要。Haissaguerre中心研究显示,左房消融存在所谓"天花板效应",亦即左房消融到一定阶段和程度,房颤终止率不再增加。该中心认为右房需要进行标测的指征:①右心耳测得的平均房颤周长短于左心耳平均房颤周长15～20ms以上;②可见左心耳或冠状窦记录的房颤波出现较长间歇而同步记录的右心耳没有类似长间歇。右房标测和消融的靶点与左房类似,包括连续电位、碎裂电位、局部激动周长短于其他部位、消融导管远近端存在激动时间梯度的电位,若上腔静脉存在高频电位或存在消融导管置于上腔静脉显示远端向近端传导顺序则提示需要消融隔离上腔静脉。该术式最后还需进行三尖瓣峡部阻断,与二尖瓣峡部阻断一样,需要通过窦性心律下起搏标测加以验证。

（二）现阶段对多种持续性房颤消融术式并存的认识、选择

目前多种持续性房颤消融术式并存的现状多少使广大电生理医生无所适从，随着时间推移还可能有新的消融术式出现，更使人应接不暇，难以取舍。各大电生理中心都建立了自己的独特术式，并且其本身报道的慢性房颤消融效果都较理想，因此存在一个如何认识不同术式的问题。其实，持续性房颤消融术式纷繁复杂、不断推陈出新的现象背后，反映的是目前对于持续性房颤确切机制认识不甚明了的事实。可能的情况是，不同的消融术式都包含科学、合理的成分，都是对持续性房颤机制的反映和针对性的消除，但又不是全面的反映，亦即各有其缺陷和不足。与阵发性房颤相对明确的肺静脉触发机制不同，持续性房颤机制复杂，肺静脉触发机制的作用有所下降，而心房机械重构和电重构造成的心房基质是更重要的机制。有鉴于此，持续性房颤最合理的消融术式应当为目前各种行之有效的消融术式的有机组合。目前普遍采用的持续性房颤消融术式多为肺静脉隔离消除触发灶的基础上附加心房基质改良，即采用线性消融（二尖瓣峡部、三尖瓣峡部、左心房顶部线、左心房间隔面）等或者采用心房碎裂电位消融的方法，从这个意义上说，法国 Haissaguerre 中心"stepwise"消融策略就是一种包括了肺静脉隔离、线性消融、基于电位消融（碎裂电位、连续性电位、高频电位等）三者的"组合"术式。在持续性房颤机制没有重大突破的情况下，此种消融术式包含的内容是最丰富、最完备的。

纵观持续性房颤各种消融术式，Pappone 医师采用 CPVA 术式是较容易被复制的，因为该术式终点较容易实现。随着导管操作的熟练，大多数电生理医师完全能实现该术式的消融线径。然而 Pappone 报道该术式可以达到 85％以上的成功率，而且如此高的成功率并不随病例数的积累和随访时间延长而下降，这样高而且稳定的成功率却不是容易复制的，也曾引起不小的质疑，事实上迄今为止能重复该术式效果的持续性房颤导管消融研究鲜见报道。德国 Kuck 中心的环肺静脉电隔离术式是目前国内各大电生理中心广泛采用的术式，改进之处是采用

单环状电极而不是双环状电极,每年采用该术式完成的病例数约6000～7000 例。导管消融临床实践已经充分证明了该术式的可行性、隔离肺静脉的有效性和安全性,然而临床实践也证明环肺静脉电隔离治疗持续时间短于 1 年、左心房内径扩大不显著的持续性房颤效果较好,而治疗持久性房颤效果不佳,这促使电生理学者认识到治疗慢性房颤,必须在隔离肺静脉之外消融破坏心房基质。Nademanee 碎裂电位消融被认为是重要的基质改良方法,该中心报道的治疗慢性房颤总成功率在 80％以上,但是 Oral 报道单独采用碎裂电位消融慢性房颤成功率仅 33％,目前多数学者将碎裂电位消融作为组合术式中的一个环节。法国 Haissaguerre 中心采用的"stepwise"术式在隔离肺静脉基础上,结合线性消融、碎裂电位、连续性电位消融,消融慢性房颤术中终止率可达 87％以上,二次消融成功率可达 95％以上。然而该术式耗时较长,消融时间长达 264±77mln,由于不采用三维标测系统,X 线透视时间长达 84±30min,不利于临床推广;另一方面,该术式要求极高的导管消融技巧和深厚的电生理基础,二尖瓣峡部线性消融导管操作难度很高,风险较大;碎裂电位、连续性电位识别,特别特别是房颤转变为规律性房速或房扑时,针对房速或房扑的诊断难度往往很大,由于不采用三维激动标测,诊断有赖于深厚的电生理基础,使得进一步消融较为困难。由于上述因素,目前鲜见有其他电生理中心重复该中心的临床报道。

总之,现阶段持续性房颤导管消融尚未确立统一的标准式式,可以说仍然处于"百花齐放、百家争鸣"的局面,采用组合术式可能较合理。

三、房间隔穿刺术

房间隔穿刺导管操作在心脏介入治疗如二尖瓣球囊成形术、左房房性心律失常的射频消融中起重要作用。这项技术最早从动物实验开始,后来在临床应用中不断得到改进和完善,成为一项成熟的技术。近几年,由于房颤导管消融的兴起,使房间隔穿刺术这个本来被渐渐遗忘的心脏介入基本技术重新获得了重视。本节着重阐述 RAO45°透视下房间隔穿刺的方法学。

(一)房间隔穿刺的解剖基础

1.房间隔的大体解剖　房间隔位于左、右心房之间,由两层心内膜夹以少量心肌和结缔组织构成,厚度约为 3~4mm,其前缘对向升主动脉中央,后缘与房间沟一致。房间隔平面与矢状面平均夹角 45°±8°(30°~75°),与冠状面平均夹角为 47°±8°(25°~60°),所以相对于其他透视角度,RA045°透视能较大限度地展开房间隔,便于指导穿刺。从右房面观察,房间隔呈"叶片"形状,由前缘、后缘和下缘 3 个缘组成。"叶片"的顶端指向上腔静脉,前缘内凹与升主动脉走形基本一致,止于室间隔膜部之后的纤维三角,前缘和右心耳之间有一段平滑的右心房壁组织。后缘呈弧形绕过卵圆窝后缘止于冠状窦口。下缘较短,自冠状窦口附近至室间隔膜部之后的纤维三角。下缘和三尖瓣环之间有右心房心内膜和室间隔膜部相隔。从左房面观察,房间隔上缘与升主动脉后缘走形一致,宽阔平滑的左心房游离壁将房间隔上缘与左心耳分开。房间隔后缘呈弧形沿右肺静脉内侧下行,右上肺静脉与房间隔后缘的顶端接近。房间隔前缘由二尖瓣环构成。房间隔的左侧面较平坦,只在前缘上部附近可见一肌性弓状边缘,此为原发隔(第一房间隔)的残余,当房间隔未完全闭合时,此处可呈一小的半月形裂隙使左、右心房相通。

2.卵圆窝的解剖　房间隔右侧面中下部有一浅凹,称卵圆窝(FO),此处组织最薄,其中央仅厚约 1mm 左右。卵圆窝边缘隆起,多呈倒"U"形,称为卵圆窝缘。卵圆窝位子房间隔右侧面的中下部,呈浅凹形。面积在儿童(1~10 岁)和成人中分别为 64mm^2 和 240mm^2;其前缘与房间隔前缘间的距离在儿童和成人中分别为 3.6mm 和 5.0mm;其后缘与房间隔后缘的距离分别为 3.9mm 和 6.1mm,所以卵圆窝位于右房前后缘中间。来自国内尸体解剖的资料报道,卵圆窝位于房间隔右侧面中下部,多为椭圆形(65.51%)或圆形(17.24%),少数为长条形(10.34%)或不规则形(6.91%),其纵轴长 $23.6\pm4.5mm(15\sim35mm)$,横轴长 $15.5\pm6.8mm(9\sim34mm)$。卵圆窝中点距上腔静脉口 $28\pm8mm$,距下腔静脉口 $24\pm8mm$,距冠状窦口中点平均为 19rnm,距三尖瓣隔瓣中点平均为 25mm,距主动脉隆突底部中点平均为 24mm,其前缘与主动脉升部最近距离为 $12\pm5mm$,后缘距房间沟对应的心房壁为 $3\pm3mm$。由卵圆窝中心水平方向穿刺,达到对侧心房壁之间的距离为 $28.4\pm6.4mm$。卵圆窝可被覆膜组织覆盖,一般情况下,左心房压力高于右心房,覆膜组织被压在房间隔上,没有分流;当有右房压力超过左心房时,则可形成右向左分流,覆膜组织也可表现为部分覆盖和完全缺如。理想的穿刺点其实就是卵圆窝部位,所以明确卵圆窝的解剖位置尤其是影像上的位置,熟悉其与各个解剖标记的相对关系,这对房间隔穿刺的指导意义很大。

(二)房间隔穿刺术的适应证、禁忌证与术前准备

1.房间隔穿刺术的适应证　左侧旁路穿间隔途径消融;心房颤动的导管消融;左房房性心动过速的消融;左房心房扑动消融;左室有关心律失常消融的替代途径和必要补充;二尖瓣球囊扩张术;经皮左心耳堵闭术;先天性心脏病导管介入治疗;左心房—股动脉循环支持;潜在的需经房间隔途径的治疗技术,如经皮经导管主动脉瓣及二尖瓣置换术等。

2.房间隔穿刺术的禁忌证　明确的左房血栓;明确的左房黏液瘤;严重心脏、胸廓或脊柱畸形;凝血机制严重障碍或不能耐受抗凝治疗;下肢静脉、股静脉或髂静脉血栓形成;下腔静脉梗阻,肿瘤压迫等;血流动力学不稳定;既往曾行房间隔缺损(金属)伞堵术,现在也有学者尝试在封堵器边缘的心房组织进行穿刺并获得成功;既往曾行房间隔缺损补片(人造补片)手术,虽然穿刺困难,但是在经验丰富的术者操作下穿刺成功率仍很高。

3.房间隔穿刺的术前准备

(1)患者的准备:血流动力学稳定,空腹 6 小时以上;术前停用华法林至少 3 天以上,并换用低分子肝素抗凝治疗;未服华法林者,术前 3～5 天常规给予低分子肝素抗凝治疗;术前 24 小时内进行经食管超声心动图检查,除外左心房血栓;经胸超声心动图检查,明确心脏结构和功能变化;进行 X 线胸片及其他常规化验检查,了解身体脏器功能状态;控制不稳定心绞痛或治疗活动性感染等相关辅助治疗措施。

(2)对术者的要求:掌握心脏,特别是房间隔及其毗邻解剖知识;经过房间隔穿刺培训,熟悉操作过程及相关并发症的识别和处理;初学者需有经验丰富医师指导,学习曲线通常需要 30～50 例;术前充分熟悉患者心脏结构变化(有无心脏转位、心房大小等)。

(三)房间隔穿刺的详细步骤

1.房间隔穿刺术的器械准备   用于房间隔穿刺的长鞘管:可选用 Swartz 鞘管(STJUDE 公司)或 Mullins 鞘管或 Preface 鞘管,本中心通常采用 8.5F 的 SwartzLl 鞘管(SL1),穿刺前用肝素盐水充分冲洗房间隔穿刺鞘管的外鞘管和内鞘管(扩张管),并注意锁紧内外鞘管。

Brockenbrough 房间隔穿刺针:穿刺针原始弯度通常都偏小,先将穿刺针前端弧度加大,以确保在回撤穿刺针和鞘管的时候始终保持与房间隔的紧密接触。通常情况下,Brockenthrough 房间隔穿刺针初始状态下前端弯度都较小,约 15°～20°,本中心常规加大穿刺针弯度约 30。,以利于针尖贴紧房间隔。少数情况下(右房太大,穿刺针回撤过程中与房间隔贴靠不紧密)可进一步加大弯度到 45°～60°。

连接注射器,观察造影剂注射是否通畅。将房间隔穿刺针送入内鞘管内,观察推送过程中有无阻力,以及穿刺针顶端距离内鞘管顶端的距离。需要注意的是,最好在穿刺针和鞘进入体内前先进行"组装",一是检验一下两者的契合度,二是在穿刺针初次通过内鞘管时,会有少量的"刨花"产生,如果是在体内"组装","刨花"会沉积到肺血管床。还需要注意的是,在穿刺针通过内鞘管过程中,需要保持针和鞘弯曲方向一致(穿刺针尾部的指示器和外鞘管的输液皮条方向一致),否则可能会造成穿刺针卡在内鞘管,无法通过,甚至有可能刺破鞘管的危险。

2.房间隔穿刺过程

(1)房间隔穿刺装置到上腔静脉:通过直径为 0.032inch 的 145cm 长导丝将 SL1 送到上腔静脉,退出导丝,送入房间隔穿刺针(保持穿刺针的指示器指向 12 点钟),注意尾部留有适当距离(2cm 左右),以确保穿刺针尖在内鞘管内,然后注射造影确保穿刺针通畅。

(2)调整房间隔穿刺装置角度:左右手同时顺钟向转动鞘管和穿刺针,使穿刺针尾部指示器指向 4～5 点钟,此时鞘管远端开始贴向房间隔方向。

(3)保持穿刺针和鞘管的距离同步后撤:使内鞘管头端沿间隔下滑向卵圆窝方向,后前位透视下从上腔静脉回撤导管过程中,内鞘管的头端会出现 2～3 次向左的突然摆动(或跳动),分别发生在该装置进入右心房、越过右心房主动脉根部位置及进入卵圆窝时,其中最后一次突然向左摆动是其滑入卵圆窝的可靠征象,应仔细观察寻找。需要注意,约有 20%的卵圆窝组织与周围的房间隔组织厚度相当,难以发现此征象。通常术者通过调节指示器来控制穿刺针的指向,使其不偏离理想的下滑轨迹,这时候注意应通过透视下内鞘管的运动轨迹来调整穿刺针,通常保持顺钟向扭力(指示器指向 4～5 点)就可以。但有时回撤过程中会感觉张力很大,内鞘管头端不自主地偏移,这时需要根据透视下内鞘管头端的位置来及时调整穿刺针的方向,时而保持顺钟向扭力,时而需要保持逆钟向扭力,而不是机械地将穿刺针保持指向固定的度数回撤;这就好比开车,驾驶员应随道路情况来控制车辆的方向,而不是机械地保持方向盘在某一个位置。如果穿刺装置回撤过程中,术者感觉内鞘管前端阻力很小,头端很"空",往往提示穿刺针弯度不够,需要加大弯度;如果回撤过程中,内鞘管头端控制不住地前后摇摆,往往提示穿刺针弯度过大,需减小弯度。穿刺装置回撤到后前位透视下沿脊柱中线左心房影下缘上 1 个椎体高度左右(0.5～1.5 个椎体高度),有一个较明显的跳动感,通常说明穿刺装置落到卵圆窝,这时候需要继续稍回撤后前送,使内鞘管头端顶在卵圆窝中心。左房影下缘一般都是冠状窦口稍偏高的位置,这样就可以通过冠状窦电极大体了解左房下缘,帮助定位卵圆窝。但是有10%左右的患者冠状窦位置距离真正的左房下缘较远,这时候可通过肺动脉造影确定左房影,但多数情况下,经验丰富的术者凭借穿刺装置跳入卵圆窝的特征性影像就可准确定位卵圆窝。

　　(4)右前斜透视下进一步确定房间隔穿刺点的位置:①穿刺点前后位置:右前斜位45°透视下穿刺点位于心影后缘前方的一定范围内,该范围的前部边界为心影后缘与房室沟影的中点,后部边界距心影后缘相当于直立位1个椎体的高度。②穿刺针指向:右前斜45°穿刺针及鞘管远段弧度消失呈直线状或接近直线状,穿刺针指向左后。后前位透视下难以准确判断穿刺点的前后位置,该体位下认为理想的穿刺点在右前斜位45°透视下可能明显偏离卵圆窝。右前斜位45°透视指导下穿刺的最大优势是易于判断穿刺点的前后位置,从而可最大限度避免穿刺点过于偏前或偏后。穿刺进针的前后方向不正确时,一方面穿刺鞘管不易穿过房间隔,即使穿过房间隔也会增加操作困难;另一方面易穿破心房,导致心脏压塞或刺入主动脉。右前斜位45°并非适用于每一例患者,但此角度对于绝大多数患者适用。少数患者由于心脏转位、左心房增大或主动脉根部扩张等情况,需要增加或者减少右前斜的角度。此时,可首先确定房间隔与术者视线(即X线投射)平行时的左前斜位角度(此角度下His束电极远端走行呈直线),然后据此角度选择与之垂直的右前斜位透视角度。例如,左前斜位50°透视下房间隔平面与术者视线平行,那么右前斜位就需要选择40°透视,此角度下的房间隔平面必然与术者视线垂直。

　　(5)穿刺房间隔:在右前斜45°下确定穿刺位置后开始房间隔穿刺,我们中心在这个环节上强调两点,一是出针前内鞘管顶紧房间隔,二是穿刺针稍指向后穿刺。内鞘管顶紧房间隔时,往往可以感受到穿刺针顶端传来的和心脏节律一致的"搏动感",有经验的术者仅仅凭这种搏

动感就可以肯定穿刺位点在卵圆窝。这时因为心室收缩造成心房被动
扩张,而左心房内压力通常高于右心房,故心室收缩时卵圆窝处覆膜组
织是向右心房侧摆动,在右心房内也只有在与左心房毗邻的卵圆窝才
会有这种特殊的与心率一致的搏动感,具有很高的特异性。20％的病
例内鞘管顶紧房间隔,不用穿刺针就穿过房间隔,通常女性患者多见。
内鞘管顶紧房间隔使得卵圆窝上的覆膜组织弹性度减少,张力增加,利
于穿刺针轻松"破膜"。内鞘管顶住房间隔后穿刺针穿刺的方向往往需
要再向"后"一点,这是因为左房高于右房,所以房间隔并不是垂直于水
平面,右前斜 45°穿刺针及鞘管远段弧度消失呈直线状或接近直线状的
穿刺方向往往不能顺利穿过房间隔,而在内鞘管顶紧房间隔后,加大顺
钟向扭力使穿刺针稍向"后"穿刺可以更顺利穿过房间隔。需注意内鞘
管先顶住房间隔再向后转动调整穿刺方向,如果未顶紧就调整可能造
成穿刺位点的移动。

(6)确认穿刺针尖进入左心房:推注造影剂,如造影剂呈线状喷出
证实已穿入左心房。如果连接压力检测,则会出现一个先是平台后下
降但仍高于右房压力的特征性压力曲线。如果推注造影剂有阻力应回
撤鞘管,重新穿刺,避免过分用力造成局部造影剂潴留,影响以后的
穿刺。

3.房间隔穿刺时心脏压塞的预防

(1)如果穿刺针有明显跳动感,位置很好但是前送无阻力,需要推
少量造影剂,以鉴别此时房间隔穿刺装置顶端在左房或右房或其他部
位。本中心 1/2 房间隔穿刺造成的心脏压塞病例是由于房间隔穿刺装
置已经在左房内而术者不知,继续前送后顶到左房后壁进行穿刺而造
成的心脏压塞。

(2)如果造影剂快速向上飘散,则可能穿刺入主动脉,应及时撤出
穿刺针,多无严重并发症。

(3)如果造影剂局部潴留但逐渐减淡,需鉴别穿刺针是否在冠状窦
内。可通过左前斜体位鉴别,这通常见于巨大冠状窦,特别是伴有左上

腔静脉的患者。多采用左锁骨下静脉穿刺放置冠状窦电极,所以往往能在穿刺前就鉴别出左上腔静脉,对其进行造影后指导房间隔穿刺,穿刺要点是在冠状窦口的后上方穿刺。

(4)少见情况时,穿刺针已经滑入右心室,这时候如果还贸然穿刺,就有可能穿入左心室。

(5)穿刺位点如果过高且偏后,可直接穿透右心房后壁到心包腔,由于右心房压力较小,通常不会引起严重并发症。

(6)房间隔穿刺术中,当针尖已进入左心房,为避免继续前送扩张管及外鞘管过程中左心房后壁穿孔,通常需要轻轻逆钟向旋转导管,使针尖更偏向左心房左前方,这样前送穿间隔装置的空间会更大。

4.再简单回顾房间隔穿刺基本步骤　①后前位透视下通过长导丝将 SWARTZ:L1 鞘管送至上腔静脉;②经 SL1 鞘管送入房间隔穿刺针(头端不超过鞘管,指示器指向 12 点钟),推注少量造影剂;③顺钟向旋转穿刺针和 SI-1 鞘管,至指示器指向 4～5 点钟;④后前位透视下缓慢回撤 SL1 鞘管和穿刺针,回撤过程中注意调整穿刺针方向,直至 S1-1 鞘管尖端落入卵圆窝,(影像上有跳动感);⑤右前斜位 45°透视下调整 SL1 鞘管头端的前后方向,使之位于卵圆孔中央,轻轻整体推送 SL1 鞘管,使扩张管尖端顶紧卵圆孔;⑥透视后前位定高低,通常在左房底部上 0.5～L5 个椎体,右前斜位定前后,通常在心房影后缘和冠状窦电极之间的中点稍偏后;⑦前送穿刺针(同时顺钟向转动稍指向后穿刺),推注造影剂证实针尖已在左房内;⑧固定穿刺针,推送扩张管,使其尖端覆盖穿刺针;⑨固定扩张管及穿刺针,推送外鞘管进入左房;⑩固定外鞘管,将扩张管和穿刺针一并撤出体外。

5.一针穿刺失败后重新定位穿刺点的方法

(1)微调穿刺点:将穿刺针撤入鞘管内,在右前斜位 45°透视确保前段伸直前提下,适当旋转鞘管,调整穿刺点位置并再次穿刺。需要注意:如果向前微调,可以直接逆钟向转动鞘管和穿刺针;如果向后微调,由于房间隔的阻力,直接顺钟向转动鞘管和穿刺针会有阻力,通常需要向后撤穿刺装置,使其顶端游离,然后向后转动鞘管和导管,再前送顶紧房间隔。如果仍失败需将鞘管送至上腔静脉重新按原方法定位。

(2)导丝引导下将鞘管送至上腔静脉:将鞘管撤至右心房下部并撤出穿刺针,经鞘管送入导丝至上腔静脉,注意常会出现导丝反复被右心耳阻隔,不能顺利送到上腔静脉,此时通常外鞘管的输液皮条侧孔指向上(钟面 12 点左右),转动鞘管使其指向 6～9 点钟左右再送导引钢丝就可顺利通过。

(3)直接将鞘管和穿刺针送至上腔静脉:将鞘管撤至右心房中部,保证穿刺针头端撤至鞘管内,同步旋转鞘管和穿刺针,使方向指示器指向 12 点方向,然后边左右摆动鞘管和穿刺针边推注造影剂,边向上腔静脉方向推送,以避免或及时发现鞘管刺入心房壁。该方法需技术熟练者可使用,不建议常规应用。

6.二次穿刺房间隔　本中心的房颤导管消融常规两次穿刺房间隔,用两根 SL1 鞘分别送入 LASSO 电极和冷盐水灌注大头电极。第二次穿刺房间隔的步骤和技术要点和初次穿刺一致,但是第一次穿刺的 SL1 鞘管对再次穿刺可能会有阻碍,但多数情况下可以指示更好的穿刺位置。通过第一次穿刺的鞘管判断穿刺位置:往往通过第一次鞘管放置 LASSO 电极到左上肺静脉的同时,就可以判断第一次房间隔穿刺的位置是否合适。

(四)房间隔穿刺术的复杂情况与对策

1.左心房内径偏小　容易误穿卵圆窝周围毗邻结构,应仔细选择穿刺点,避免尝试性穿刺;卵圆窝右心房面仍存有凹陷,反复从上腔静脉回撤导管的过程多可根据导管的特征性移动确定卵圆窝位置;针尖刺入左心房后,在前送穿刺装置的过程中应格外小心,以免针尖刺破左心房后壁。

2.左心房内径显著增大　房间隔及卵圆窝凸向右心房,此时的房间隔穿刺类似于在一个球面上穿刺,进针时导管易于向前滑向主动脉-房间隔间隙或者向后滑向右心房后壁-房间隔间隙或者滑向房间隔上方,这时候穿刺针弯度太大不易操纵,宜将穿刺针弯度减小;因为房间隔向右房面凸出,卵圆窝的凹陷不明显,后前位从上腔静脉回撤导管过程中,可无明显的导管特征性移动;低于常规穿刺点的位置,即在左心房影的下缘上方穿刺易于成功,此时穿刺点有时甚至位于脊柱右缘;左心房增大时,向后、向右扩张,房间隔与矢状面夹角增大,因此成功穿刺点穿刺针方向多指向5～6点,穿刺点比正常要偏后下;因在心房低位穿刺,切勿偏前,应警惕误穿冠状静脉窦;穿刺点部位勿过偏后,否则易于经过右心房进入左心房,从而导致心脏压塞(多发生于穿间隔操作之后或者撤出穿间隔装置后)。

3.卵圆孔未闭　先天性卵圆窝未闭约见于10％的患者。虽然此时导管可以不经穿刺即可直接进入左心房,但由于未闭的卵圆孔多位于房间隔的前上方,因此导管经此孔进入左心房后可能会给其后的导管操作带来困难(如房颤消融),而且经此孔前送导管时应慎防左心房前壁穿孔。按正常程序进行穿刺,调节穿刺装置稍偏后下滑,通常可以避开未闭的卵圆孔。

4.主动脉根部显著扩张　常见于主动脉瓣狭窄、马方综合征等,术前应明确诊断,同时充分了解扩张形态及程度(超声心动检查),对于指导术中穿刺裨益良多。由于扩张的主动脉根部(位于房间隔前部后方)对房间隔的挤推作用,导致房间隔平面与矢状面的夹角变小,严重者接近垂直。因此,针尖方向多指向2～3点钟。

5.巨大右心房或下腔静脉与右心房成角异常　巨大右心房时(如三尖瓣严重反流),针尖常难以贴靠在房间隔上,均可通过手工加大房间隔穿刺针远端的弯度得以解决。但很多情况下,巨大右心房同时也伴有左房增大,这时候增加穿刺针的弯度无益于穿刺,需要在回撤穿刺装置过程中感受穿刺针和房间隔之间贴靠的感觉来决定穿刺针的弯度大小,如果贴靠很紧,感觉穿刺针不易掌控方向容易偏前或偏后,则需要减小穿刺针弯度;如果感觉不到贴靠在房间隔上,穿刺针前端很"松",则需要增加穿刺针弯度。

6.冠状静脉窦口显著扩张　特别常见于永存左上腔静脉患者。左侧锁骨下静脉穿刺放入导丝时就可发现该畸形。穿刺鞘管进入冠状窦后,可表现为像冠状窦电极一样有特征性摆动。因此,对于可疑者暂缓进针,并进行左前斜位透视观察,如为永存左上腔静脉,房间隔穿刺前应对其进行造影,以确定开口位置。穿刺位置在冠状窦口上缘的后上。

7.卵圆窝处组织增厚,质地变韧　常见于心脏外科部分术后房间隔处瘢痕形成,如房间隔外科修补术后、瓣膜置换术后等情况时,穿刺针常难以刺透房间隔。这时只要穿刺点选择和进针方向正确,适当增加推送力量后多能成功,前提是要求术者能够完全掌握推送穿刺针前进的幅度。若针尖已进入左心房,鞘管却难以跟进。此时,用力推送穿刺装置虽然增加鞘管通过的概率,但同时也增加左心房后壁穿孔的风险。较保险的方法是经鞘管送入 PBMV 术中专用的左心房导引导丝(俗称"两圈半"钢丝),该钢丝质地较硬,支撑力好,以其为轨道,辅以多次小幅前送扩张管扩张穿刺孔,最终多能将鞘管置入左心房。

第二节　心房扑动的消融治疗

一、典型(峡部依赖性)心房扑动

(一)右心房解剖特点

右心房心内膜面有多个复杂的开口和胚胎时期的存留,其内部结构是不规则的平面。上下腔静脉的开口分别位于右心房的上端和下端。三尖瓣环位于右心房体部的前方。右心房内膜面可以分成位于前外侧部分的肌小梁右心房区和位于后部的光滑右心房区,前者由胚胎时期的"真性"右心房演化而来,后者则由胚胎时期的冠状静脉窦演化而来。这两部分不同的解剖结构在侧壁由界嵴分隔,在下壁则由欧氏嵴分隔。

界嵴由冠状静脉窦部和"真性"右心房在侧壁相互融合所形成,"真性"右心房同时向前形成右心耳和右房前壁。界嵴从上腔静脉口起始沿着高位间隔、侧后壁向下延伸,其下部向前直至下腔静脉开口甚至下腔静脉内。在心房下部,界嵴横行延伸为欧氏嵴(胚胎时期的冠状静脉窦瓣),随后向前上终止于冠状静脉窦口,两者融合形成 Todaro 腱。

右心房下部的三尖瓣环位于欧氏嵴前方,根据个体化差异,两者间的距离约 1~4cm。有些病人,这部分右心房结构甚至出现分隔,分开的两部分分别终止于冠状窦口的前部和后部。冠状窦口位于下腔静脉开口中线水平,右房下部向上延伸形成房间隔,卵圆孔在房间隔的中下部形成。

(二)峡部依赖性心房扑动

1.顺钟向及逆钟向典型心房扑动　典型心房扑动(房扑)是大折返性房性心动过速的一种,右房峡部是其激动环路的关键部位,限定这一传导关键部位的界限包括三尖瓣环、界嵴、下腔静脉、欧氏嵴、冠状窦口,目前卵圆孔的作用尚不明确。这些传导阻滞线既有永久解剖性的又有功能性的,但它们是房扑折返环路中的必需组成部分。三尖瓣环构成房扑折返环峡部的前壁,峡部的宽度随着前后壁间的距离不同而变化,靠近欧氏嵴的部分最窄而右房的前壁部分最宽。

三尖瓣峡部总体呈由前侧向后内方向走行,连接右心房前下部和低位房间隔。它的宽度与肌层厚度是不均一的,最窄及最宽部分别可达几毫米至几厘米,厚度多为 1cm 左右。峡部后壁由侧壁的下腔静脉口和靠近冠状窦口的欧氏嵴组成。由此形成的三尖瓣峡部构成了房扑折返环中的关键缓慢传导区。跨越峡部的激动传导速度因人而异,典型房扑患者的起搏传导速度要慢于没有房扑发作史的人群。峡部激动传导速度较心房游离壁和房间隔慢,这一缓慢传导速度出现的机制目前尚不完全明确,但多数认为同峡部肌纤维分布方向的异质性有关。随着衰老及心房扩大,细胞间的纤维化过程将改变缝隙连接的密度,并由此造成跨越三尖瓣峡部肌纤维传导的各向异性。同时,观察发现典型房扑患者的峡部较正常人群明显宽大。

典型房扑可以分为顺钟向及逆钟向两个类型。逆钟向典型房扑由下至上沿房间隔、三尖瓣环向界嵴激动,并在侧壁由上至下沿着界嵴直至三尖瓣环侧壁,跨越右房峡部完成一次激动(于左前斜位由心室向心房观察)。整个折返环均位于右心房内,左心房作为"旁观者"随着由冠状窦、Bachmann束或卵圆窝传导的兴奋而激动。顺钟向房扑的激动方向与逆钟向房扑完全相反。

顺钟向房扑仅占自然发作典型房扑的10%左右,但在电生理检查中,程序性刺激很容易诱发其发作,大约一半接受电生理检查的逆钟向典型房扑患者可以诱发出顺钟向典型房扑。逆钟向房扑的高发生率可能与位于房间隔峡部并靠近右心房峡部的部分区域存在传导不稳定性有关。逆钟向房扑更容易由冠状窦内快速心房起搏所诱发,而顺钟向房扑更易由心房低位侧壁的快速起搏所诱发。这些观察所见可由三尖瓣环峡部肌层的各向异性及由此产生的频率依赖性传导延迟所形成的单向阻滞所解释,它既是折返形成的关键同时也受不同的起搏部位的影响。

2.双重波折返 典型房扑因存在较大的可兴奋间隙,故特定时间间隔内发放的心房期前收缩可以进入房扑折返环,而同典型房扑激动本身共存,我们称此现象为双重波折返。

发生双重波折返时,房扑表现为心动过速的频率加快但体表心电图和腔内电图维持一致。它可通过三尖瓣环上下部分的同时顺序激动所证实。这种特殊的节律一般仅维持数个激动周期,但却可以触发心房颤动(房颤)发生。因为这种特殊激动的关键部分同时依赖右房峡部,所以峡部消融同样可以对其进行有效治疗。

3.低位(下部)环折返 低位环折返也是峡部依赖性房扑的一种,它的折返围绕下腔静脉口进行,局限于右心房的下部。它通常同顺钟向或逆钟向典型房扑共存。低位环折返同样可绕下腔静脉行逆钟向或顺钟向激动(由侧壁向间隔跨过右心房峡部或反之)。它的发生多因界嵴下部或欧氏嵴连接处出现断裂,导致激动可由此向后壁传导而取代了绕三尖瓣环的激动方式,但因此处的传导为横跨组织传导,故传导速度减慢。钟向激动时,激动可由 Koch 三角顶点传出并沿欧氏嵴后方折返,最终传导回三尖瓣峡部。

这种特殊的折返激动往往自行终止或转化为房扑或房颤。同样,因该折返环依赖右心房峡部,所以峡部消融可以对其进行有效治疗。

4.峡部内折返　　峡部内折返是近期被发现和报道的,其折返环仅局限于峡部中部和冠状窦口之间。对于这一特殊类型的折返,低位右心房侧壁的起搏拖带显示一个相对较长的起搏后间期(PPI),提示低位右心房侧壁不是折返环的一部分;低位右心房间隔部及冠状窦口周围的起搏则显示房扑被隐匿性拖带,同时局部常可标测到可以被拖带的碎裂电位及双电位。尽管目前无法于解剖上证实这种特殊的折返类型,但靠近间隔或峡部中部的消融径线可以消除这种折返,靠近侧壁的消融方式则无效。

(三)临床特征

1.流行病学　　阵发性典型房扑可以发生在无器质性心脏病的患者中,但慢性房扑则多发生于确诊心脏病的患者,包括瓣膜性心脏病、缺血性心脏病及心肌病。大约 60% 的房扑发生于急性心脏疾病过程中,如心肺外科手术后出现肺动脉高压或急性心肌梗死。房扑占整体室上性心动过速发生率的 15%,常和房颤并存或作为房颤的前兆。

2.临床症状　　房扑患者的临床症状多种多样,可有心悸、头晕、乏力、呼吸急促、急性肺水肿,甚至是急性冠状动脉综合征。症状的严重程度取决于心室率的快慢,有无基础心脏疾病或左心功能不全。 25%～35% 的房颤患者同时发生房扑,且往往因房扑时更快的心室率而加重原来的症状。

3.初诊评价　　多数典型房扑可通过体表心电图得到诊断,但有时体表心电图也可能误诊。超声心动可以评价患者的心功能及是否存在基础心脏疾病。为明确房扑的触发因素,有时需要进行更多的相关检查(如肺功能、冠状动脉造影等)。

(四)治疗原则

1.急性期治疗　房扑的急性期治疗取决于患者的临床症状,可以通过减慢心室率的药物或恢复窦性心律来改善。复律(电复律或药物复律)在急性期治疗时较常被应用,电复律终止房扑的成功率很高且不需高的能量就能实现(通常＜50J)。药物复律可通过静脉应用伊布利特等药物实现,成功率为$38\%\sim76\%$,依布利特的复律成功率高于胺碘酮、索他洛尔及其他ⅠC类抗心律失常药物。通过经食管或静脉心房快速起搏抑制通常也可有效地终止典型房扑,但同时也存在转化房扑为房颤的风险。复律前后应认真考虑是否进行抗凝治疗,由房扑的持续时间和患者的卒中风险而定,沿用房颤相关的诊疗标准。

应用静脉房室结阻滞剂如维拉帕米、地尔硫革、β受体阻滞剂及洋地黄类药物,可以有效地实现心室率控制。相对于房颤,房扑时较慢的心房激动频率使药物控制心室率的成功率相对降低。

2.长期治疗　伴随急性心脏疾病发生的房扑通常无需长期治疗,基础疾病好转后,房扑转复为窦性心律后无需进一步治疗。从长期看,药物治疗预防房扑复发效果有限,因此导管消融三尖瓣峡部是典型房扑的首选治疗措施。无论是阵发性、持续性或慢性典型房扑,长期药物治疗应慎重考虑。

ⅠA类(奎宁丁、普鲁卡因胺及双异丙砒胺),ⅠC类(氟卡尼及普罗帕酮)和Ⅲ类(索他洛尔、胺碘酮及多非利特)抗心律失常药物对于预防房扑复发有一定效果。如不存在器质性心脏病,ⅠC类药物是较好的选择。预防复发类药物应酌情与减慢心室率的药物同时应用,以预防因房扑复发后较慢的心房激动速度导致出现更快的心室率。

房室结消融加永久起搏植入的治疗策略仅应用于房扑消融及药物治疗(节律及频率控制)失败的患者。依照房颤诊疗常规,根据患者的卒中风险,应用阿司匹林或华法林预防血栓栓塞事件。

(五)心电图特征

1.典型房扑

(1)P波:典型房扑发生时,心房波形态、极性和周期始终保持一致,通常在下壁导联(Ⅱ、Ⅲ、aVF)和 V_1 导联较为明显。下壁导联上,倒置房扑波呈现锯齿样,由下斜行曲线紧接一陡峭负向切迹及随后的陡峭正向转折组成,波形的形态和幅度可因人而异。

逆钟向典型房扑:的心电图表现多为下壁导联先负后正的锯齿样房扑波,V_1 导联以高大正向或双向P波为主。下壁导联波形的正向成分的幅度同基础心脏疾病或左房扩大程度相关。Ⅰ、aVL 导联多为低电压波形。顺钟向典型房扑下壁导联多为宽大正向波形,V_1 导联多为较宽的负向波形。

典型房扑的激动周期通常为190～250ms,心房率为240～340次/分,周期变化率在2%左右。需要注意的是,已应用抗心律失常药物患者的心房激动频率往往较慢。部分病人可以同时存在逆钟向及顺钟向房扑,顺钟向房扑的激动频率稍慢。

当房室结传导为2:1时,房扑波的辨认较为困难,因为其经常与QRS波或T波重叠。通过与窦性心律时的QRS波及T波比较,可以帮助辨认房扑波。同时通过刺激迷走神经的方法也可减慢房室结传导显露房扑波。

(2)房室传导:多数情况下,房扑伴随2:1的房室传导,但不等比下传并不少见。其机制为房室结连续发生隐匿性传导,2:1多发生于房室结的上部而不等比文氏传导往往发生在房室结的下部。多数情况下,房扑波于房室结水平发生阻滞,但房室结远端希氏束水平同样可发生阻滞,特别是在基础状态下存在希氏束传导延长或应用Ⅰ类抗心律失常药物的患者。

药物应用后房扑激动频率的减慢可能导致心室率的加快,这可以用房室结区传导功能的改善来解释。伴有预激综合征的患者如发生房扑,可出现1:1快速下传导致较快的心室激动。

(3)QRS波形态:房扑时的QRS波形态多与窦性心律时相一致,但当束支发生功能性阻滞而出现差异性传导时,QRS波形态会发生变化,多数出现右束支传导阻滞的图形,房扑波同QRS波的重叠也可导致其形态发生不同程度的变化。

2.其他类型的峡部依赖性房扑

(1)双重波折返:房扑波的形态在各个导联上与典型房扑一致,但激动速率更快。

(2)低位环折返:房扑波的形态变化较多,有时也可与典型房扑波相似,随着界嵴突破部位的不同,房扑波的幅度发生变化,下壁导联正向房扑波振幅可降低,同向下激动的向量相呼应。

(六)电生理检查

1.房扑的诱发　房扑的标测可通过放置10极冠状窦导管(近端位于冠状窦口)和20极Halo导管(沿三尖瓣环放置)实现。将Halo导管的远端置于三尖瓣环6点位置(左前斜位观),可实现对右房低位侧壁、三尖瓣环前上部、房间隔及冠状窦口的标测。有些电生理室应用一种特殊导管替代Halo导管和冠状窦导管,这一特殊导管沿三尖瓣环侧壁、峡部摆放,其远端深入冠状窦口内;该导管可全程标测间隔、峡部及侧壁的激动,并可以简单实现对不同部位的起搏。

不同的程序性刺激方案可实现房扑的诱发,比如发放一个至多个房性期前收缩及心房快速起搏(至出现2:1传导)。静脉滴注异丙肾上腺素($0.5 \sim 4\mu g/min$)可以增加房扑诱发的成功率。

大多数有房扑发作史的患者容易被程序性刺激所诱发,95%的患者可被诱发出逆钟向房扑。通常,快速心房起搏刺激较单个心房期前收缩更易诱发房扑,两个或两个以上的期前收缩诱发成功率类似于快速心房刺激法。冠状窦口侧的刺激多诱发出逆钟向房扑,而侧壁的刺激则多诱发顺钟向房扑。需要注意的是,快速心房刺激的速率越快、期前收缩的偶联间期越短,越容易诱发房颤的发生,多数情况下这种房颤自动终止,但少于10%的患者可能出现持续性房颤。

2.房扑特点　发生典型逆钟向房扑时,右房内激动沿右房侧壁、界嵴前缘向下穿越峡部到达冠状窦口后向上至房间隔,沿三尖瓣环顶部回到右房侧壁完成一次折返。顺钟向房扑激动方向相反。

典型房扑的激动扩布不同于窦性心律及其他局灶性房性心动过速,来自心房高位的激动,在典型房扑时沿某一特定方向向下激动,而不是同时沿侧壁及间隔两侧同时向下激动,可通过 Halo 导管的激动来证实。

特殊情况下,心电图房扑波形态表现为典型房扑,但电生理检查显示心房呈房颤样激动,这种节律可通过Ⅰ、Ⅲ类抗心律失常药物转化为典型房扑。

房扑患者中,沿界嵴及欧氏嵴可标测到双电位,提示局部存在功能性或解剖性传导阻滞。

(七)房扑电生理鉴别诊断方法

1.房扑程序性刺激的目的　房扑程序性刺激的目的包括:①证实该心动过速为大折返环性心动过速,②证实三尖瓣峡部为该心动过速折返环中的关键部位。

(1)发放心房期前收缩(房早):在高位右房及冠状窦口发放期前收缩,以较房扑周期短 10ms 的偶联间期开始,逐级缩短 10～30ms。

通常房早会重整房扑激动,刺激部位离房扑折返环越近,重整越容易发生。典型房扑因存在可兴奋间隙(占 15％～30％的心动过速周期)故存在折返激动可被重整的特性。位于房扑折返环以外的激动可以重整房扑激动但不改变房扑激动时间。

通常,单个房早很难终止房扑折返,因房扑折返环的可兴奋间隙较小(占 15％～30％的心动过速周期),故单个房早在不改变心房不应期的同时很难进入折返环并在特定的偶联间期终止房扑。位于三尖瓣环峡部的房早相对容易终止房扑激动,因其仅需一很短的偶联间期(该处组织的有效不应期)即可夺获峡部,同时不影响周围组织的传导。房扑的终止总是因峡部的传导阻滞而发生的。

（2）心房快速起搏：快速刺激起搏通常在高位右房或冠状窦口以略短于房扑周长的周期开始（＞10～20ms），逐渐缩短起搏周长。

当起搏周期小于房扑周长 10～30ms 时，房扑拖带即可显示。在测量 PPI 之前，必须确定房扑已被成功拖带。拖带技术通常被用来确定起搏部位距离折返关键部位的远近。

多数情况下，过快的心房起搏（＞20～50ms）会终止房扑。快速起搏时房扑终止，经常会伴随心电图 P 波的突然改变以及腔内电图冠状窦和 Halo 导管激动顺序的改变。在逆钟向典型房扑中，高位右房起搏终止房扑，心电图下壁导联负向房扑波突然变为高大正向 P 波，反映了高位心房起搏时右房侧壁及间隔同步向下激动的向量。尽管如此，当折返环外的大部分心房组织被夺获时（冠状窦远端起搏），房扑并不终止，但心电图仍可显示 P 波形态的明显改变（先显性融合）。

房扑不能被终止通常由以下几个原因导致：①起搏时间过短或起搏周期过长——起搏周期同房扑周长越接近，房扑终止所需的时间越长；②起搏部位远离折返环，折返环周围心肌的保护作用使得刺激无法进入折返环；③心电图显现的"典型房扑"可能实际为房颤或局灶性房速时右心房的被动激动所致。

快速心房起搏可能将房扑转化为房颤，但当起搏周期较长或房扑折返环内起搏时，发生房颤的可能性相对较小。快速的刺激也可以使房扑加速，从而将其转换成双重波折返或低位环折返。发生双重波折返时，房扑激动频率加快但体表心电图及腔内激动顺序均保持不变，可通过三尖瓣环上部和下部的同步顺序激动来确定。

2.电解剖标测　三维高密度电解剖标测可以很好地显示典型房扑右心房内激动顺序，并可以为明确峡部关键位置提供帮助。激动顺序图可以清晰显示围绕三尖瓣环的连续颜色渐变（红至紫）提示激动围绕三尖瓣环进行。同时通过显示局部最早激动及最晚激动相互连接的关系，反映心动过速符合大折返的特性。激动波阵面沿三尖瓣环间隔侧向前上激动，后沿侧壁向后下激动，并于侧壁后部呈线性阻滞，此处的双电位分布与界嵴相吻合。激动波继续围绕上腔静脉扩布，与围绕三尖瓣环的激动相融合，并最终传导至右心房前侧壁，进入三尖瓣峡部的侧壁部分。

三维电解剖标测同时可以提供峡部组织的电压等相关参数。局部电压越低，达到局部传导阻滞越容易。所以三维电解剖标测可以辅助选定合适的消融路径，有时并不是最短的线路。

表 5-1　典型房扑的拖带标测

房扑折返环外起搏

显性心房融合：心电图形态或腔内激动顺序发生改变（激动周期固定，房扑波形态及激动顺序逐渐改变）。房扑拖带过程中，任何心房激动顺序的改变都应视为显性融合。

起搏后间期（PPI）＞30ms：起搏信号至房扑波起始的间期长于起搏局部电图至房扑波起始的间期。

房扑折返环内起搏

隐匿性心房融合（起搏后心房波的心电图形态及腔内激动顺序与典型房扑完全一致）。

PPI＜30ms：起搏信号至房扑波起始的间期等于起搏局部电图至房扑波起始的间期。

3.非接触性标测　典型房扑的消融通常采用最常规的策略，但非接触性标测可以明确房扑折返环的解剖位置，减少 X 线照射时间，证实峡部阻滞。同时非接触性标测还可以清楚显示峡部消融后残余组织传导所导致的不完全性阻滞。因其可以同步记录多个不同部位的激动，非接触性标测可以迅速定位消融线上的传导间隙。通过消融线一侧的起搏，可以快速定位残留传导间隙，从而缩短复发的房扑的再次手术时间。基础三维模型上的快速二次标测，可以清晰地显示峡部双向阻滞后的右房传导过程。针对放电过程中的标记，可以显示消融线的部位和完整性，为再次回到关键点指路。

（八）房扑消融

1.消融目标　通常,我们选定三尖瓣环峡部作为理想消融目标,因为其位于右房峡部的中间部位,导管容易到达,宽度相对较窄,消融安全,同时最为重要的是,它是典型房扑折返环的关键缓慢传导区(并不因其为病理区域)。

右房峡部中部(左前斜位观 6 点位置)通常为最狭窄处($13 \sim 26mm$),同时也是肌肉最薄的部位,射频消融容易成功。另一个原因是,随着峡部向间隔部的延伸,大约 10% 患者的房室结组织或房室结动脉走行于此;而随着峡部向侧壁延伸,右冠状动脉在此处更接近心内膜面(最近至内膜下 4mm)。

另外,三尖瓣环至冠状窦口或下腔静脉至冠状窦口也可作为消融目标,但消融难度更大。因多需要在冠状窦内消融,故该方法的成功率较低。与峡部其他部位相比,越靠近间隔部,峡部越厚,且更加靠近房室结组织及其营养血管;越靠近侧壁部,峡部越宽,且更加靠近右冠状动脉。故这两种方法均不作为首选。

2.消融技术

(1)导管位置:通常选用 4mm 或 8mm 可控弯度消融导管。所选导管的弯度大小和形状可能影响导管与峡部位置的贴靠,应用塑形长鞘(Daig SR0,SL1)可帮助增加导管的稳定性,减少导管滑脱至下腔静脉或右心室的发生率。

通过电解剖标测可以构建峡部局部模型,消融导管打弯后由右心室下壁逐渐向下腔静脉回撤直到腔内图显示小 A 波大 V 波为止。然后通过 X 线透视或电解剖模型调整消融导管头至三尖瓣环峡部中点(左前斜位 45°观 6 点位置)。

心房波(A)和心室波(V)比例大小可帮助判断导管位置,A/V<1:4 提示靠近三尖瓣环,A/V 接近 1:1 或 2:1 提示在峡部上,A/V>1:4 提示靠近下腔静脉。导管于三尖瓣峡部的定位也可依据心房隐匿性拖带来证实。

　　(2)射频消融技术:明确消融导管于目标消融部位后,可采取连续能量释放下逐渐回撤导管的方法(目标温度55～60℃,能量设定为50～70W,每一点消融60～120s)或采用逐步移动导管间断释放能量的方法(目标温度55～60℃,能量设定50～70W,每一点消融30～60s)。能量释放应从靠近三尖瓣环侧开始,逐渐延伸至下腔静脉直到形成一条完整的消融路线。在每一点消融后,局部电位幅度减低并转化为碎裂样提示消融有效,可以移动至下一处出现高大电位的位点直至电位消失为止。这一消融策略既可通过常规X线透视实现,也可借助三维标测系统完成。

　　消融能量释放过程中,房扑的激动周期可发生短暂或永久性的变化,从间隔至低位右房的激动时间发生明显延迟。这表明射频能量释放有效,应继续消融,直至形成跨越整个峡部的完整消融阻滞线。有时,一次消融并不能实现峡部的阻滞,这就需要通过旋转导管,适当偏离起始消融部位重新进行线性消融,直至形成完整阻滞。在消融过程中,注意局部电图电压幅度是否减低,是否出现碎裂电位或双电位。

　　完全的传导阻滞可通过沿整个峡部消融线所标测到的双电位来证实,双电位间应出现一等电位线。一旦局部出现双电位,表明已达到完整的传导阻滞,无需对该处进行进一步的消融。消融线中出现单向、多向碎裂电位,或双电位的等电位线上出现小碎裂电位往往提示局部存在传导缝隙(残存的传导细胞),应对其进行进一步消融直到局部出现完全阻滞。在大约20%的患者中,形成完整的峡部传导阻滞存在一定的困难,原因包括:①欧氏嵴宽大;②峡部心肌组织较厚,射频能量穿透困难;③局部组织水肿,或出现凝血块,导致射频能量无法穿透至更深层的组织中。

　　升级换代的导管设计可以简化消融过程,提高峡部消融的成功率。因不同的峡部组织可存在陷窝及肌肉突出等结构,应用常规4mm消融导管可能无法成功消融。在血流速度过高或过低的部位,应用8mm消融导管,可实现更为宽大的消融范围,从而达到减少消融次数、缩短消融手术时间及 X 线照射时间的目的。盐水灌注导管同样可以在相似的组织条件下应用,有研究证实,与常规消融导管相比,经灌注导管消融形成的峡部阻滞线更为持久可靠,操作时间更短。

(3)最高电压指引消融技术:有研究者认为峡部深处存在的潜在肌纤维束在房扑折返传导中发挥重要作用,因此提出以最高电压指引消融的技术。峡部标测到的高大心房电位提示局部存在肌束,并以此作为消融目标指导消融能量的释放。相较于常规的解剖指导法,该消融技术方法可大大缩短消融能量释放的时间。

该技术要点如下:首先于 X 线透视或三维系统指导下,在窦性心律或冠状窦起搏下,从中部开始仔细标测整个峡部;标记所有的高电压位点,选取电位最高的部位开始消融,每点持续 40~60s;当局部电位电压幅度下降大于 50% 或形成传导阻滞后,重新选取新的最高电位处进行消融,直至峡部完整阻滞。应用该方法消融,有时并不出现峡部连续的消融线,但可以实现峡部的双向传导阻滞。

(4)冷冻消融技术:三尖瓣峡部消融同样可以采用冷冻消融技术。尽管目前尚无法证实冷冻消融较常规射频消融更为有效,但在冷冻消融过程中,患者的疼痛感明显减少,且目前的研究指出峡部冷冻消融的近期或远期成功率与射频消融相同。需要提出的是,冷冻消融的平均耗时较射频消融明显延长,这可能与冷冻消融系统每次能量释放需用时 4 分钟相关。

(5)三维电解剖标测系统的作用:三维标测系统(CARTO 或 NavX)可以展示导管在心房内的精确空间位置,同时可以记录每一个消融位点,借此实现减少 X 线照射时间和手术时长的作用。随着手术的进行,三维系统可以清晰地显示逐渐形成的连续线性消融线,这样就避免了遗漏点和重复消融的可能,大大减少了消融线上出现缝隙传导的可能。

三维系统不仅能减少 X 线暴露时间,显示三维模型,同时能记录三维结构的电压、阻抗及局部激动时间;通过整合相关数据,以电压图、电位图、激动扩布图等多种形式为射频消融提供辅助,术者综合这些数据,可选择最短或最合适的峡部消融路线。

对于复发患者,三维系统在二次手术中发挥特殊作用。通过再次构建高密度的峡部三维模型,残存高电位区域及局部激动电图可将传导突破缝隙容易地辨认出来,在选定的感兴趣部位直接消融,操作更为精确,同时减少不必要的反复消融。

同时,三维系统可以轻松地借助已构建模型而进行二次构图,简单快速地验证峡部是否实现双向阻滞。

3.消融终点　　消融可以在房扑发作时进行亦可在冠状窦内起搏下进行。但房扑持续发作时,消融的第一步目标是终止房扑;房扑终止后,必须继续于起搏下验证峡部是否实现双向阻滞;快速心房起搏尝试再次诱发房扑发作并不是必需的。如果线性消融结束,房扑并未终止,则需再次消融。需要注意的是,消融能量释放过程中的房扑终止,往往不同时伴随峡部的双向阻滞,故验证峡部的阻滞线是否完整是最为可靠的消融终点。当明确峡部形成双向阻滞后,等待 30 分钟后再次验证,对减少房扑复发有重要意义。

窦性心律下的消融通常需冠状窦起搏来辅助,以观察术中跨越峡部的激动次序是否发生改变。多数情况下,消融中能够观察到峡部自间隔到侧壁的激动时间逐渐延长直至完全阻滞。

验证峡部双向传导阻滞:

(1)心房起搏下的激动次序:通过分别观察于右房侧壁及冠状窦口起搏下的峡部激动顺序,我们可以验证峡部消融线是否实现双向阻滞,通常以 600ms 周期进行起搏。

在冠状窦口处起搏时,消融前的右房激动次序为:激动传导分别从峡部及房间隔向右心房侧壁进行,两个激动阵面多数在高位右心房侧壁碰撞融合(实际的融合部位取决于峡部及心房其他部位的传导速度之差)。当顺钟向阻滞形成后,间隔部位起搏的传导次序表现为:单纯由右心房侧壁向下激动直至峡部阻滞线终止(Halo 导管显示由近端至远端的激动顺序),同时可以观察到跨越峡部的传导发生显著延迟。当峡部阻滞不完全时,来自间隔部的激动仍然可以跨峡部向侧壁传导,最终的传导阵面融合发生在低位右心房侧壁的附近,而不是消融线的侧壁旁,Halo 导管上表现为,Halo 1、2 激动提前于 Halo3、4。

需要注意的是,仅观察右心房侧壁的激动次序,经常导致双向阻滞判断错误。原因在于,当峡部传导被显著延迟时,来自间隔部的激动有足够的时间提前于跨峡部传导从而到达消融线的侧壁旁。同时,因峡部的宽度不一,部分传导缝隙无法被 Halo 等多极导管记录到,所以应尽量将 Halo 导管的远端放置在消融线旁,并在起搏验证时前后移动 Halo 导管以更全面地标测整个峡部传导过程。

在低位右心房侧壁起搏时,消融前的右房激动次序表现为:激动传导分别从峡部及右房侧壁向房间隔进行,两个激动阵面多数在高位右心房侧壁碰撞融合,来自峡部的激动由冠状窦口向高位间隔传导,因此冠状窦口的激动提前于希氏束部位的激动。同时,低位右心房的激动可以迅速自冠状窦口向左心房传导,冠状窦电极表现为由近端向远端的激动传导,在心电图上表现为下壁导联倒置的 P 波。当逆钟向阻滞形成后,低位右心房侧壁部位起搏的传导次序表现为:单纯由高位房间隔向下激动直至峡部阻滞线终止(Halo 导管显示由远端至近端的激动顺序),房间隔激动顺序较基础状态发生翻转,由上升的激动变为向下的激动。因峡部的逆钟向阻滞,造成冠状窦口的激动延迟于希氏束的激动,右房激动经 Bachmann 束向左心房传导,冠状窦电极表现为自远端向近端的传导,心电图表现为下壁导联 P 波终末部分正向。

(2)跨峡部传导间期:通过分别于间隔及低位右心房下起搏,测量峡部两侧的传导间期可以帮助判断峡部是否被完全阻滞,通常这一间期较基础状态下延长 50% 以上(或消融后绝对值>150ms)。这一间期指标具有较高的灵敏性和几乎 100% 的阴性预测能力,但其特异性和阳性预测值低于 90%。

(3)双电位:消融后,沿整个峡部消融线两侧标测到双电位提示峡部阻滞成功,双电位的等电位线部分>30ms,多数研究者将其作为判断峡部完全阻滞的金标准。当峡部存在传导缝隙时,导管越靠近该缝隙,双电位间距越窄,到达缝隙处,双电位消失,取而代之的是较碎裂的慢电位。有研究指出,当双电位时程大于110ms时,峡部完全阻滞;当其时程小于90ms时,双向阻滞不成立。需要注意的是,因峡部消融线附近可能被反复消融,所以对双电位的精确测量有时具有一定难度。

(4)单极电图形态:未经滤波处理的单极电图形态可以体现局部激动传导的方向。正向折返(R波)提示激动朝向记录局部进行,负向折返(QS复合波)由离开记录部位的激动产生。当由冠状窦近端起搏时,基础状态单极电图显示典型RS波形态,提示激动跨越峡部向侧壁传导;因激动传导跨越整个峡部,所以每一个电极的单极电图起始部分均显示同一方向的波形。当峡部发生顺钟向阻滞时,峡部消融线间隔一侧的电极保持相同的电极电图方向,但波形变为单纯正向R波,提示激动由间隔传导至此并阻滞于消融线上;而消融线侧壁一侧的电极电图因激动传导变为相反的逆钟向,而发生极性翻转。逆钟向阻滞可通过侧壁的起搏方法进行验证。另外也有研究提出,双极电图也可用于判断激动的传导方向。但应注意,双极电图主要反映局部激动的时程,通过信号相减所得出的双极电图往往丢失部分形态特征;因此,双极电图的极性翻转可用于辅助判断峡部的双向阻滞。

(5)鉴别起搏:当峡部存在单向传导时,沿消融线两侧记录到的双电位特征可用于判断阻滞是否完整。双电位的起始部分代表起搏同侧的激动,终末部分代表消融线起搏对侧的激动,随着起搏逐渐远离消融线,双电位起始部分的激动也发生延迟,但终末部分的表现则依据是否存在峡部阻滞。如果峡部存在缓慢传导,则终末部分同起始部分发生相同程度的激动延迟;如果峡部完全阻滞,因双电位的前后两部分分别代表消融线的两侧,终末部分则发生提前激动(激动传导从相反的方向进行)。

分别从消融线的两侧进行起搏,观察冠状窦口及低位右心房的激动间期变化,可用来鉴别是否存在峡部双向阻滞。发生逆钟向阻滞时,自消融线向侧壁移动起搏下,冠状窦口至起搏信号的间期逐渐缩短,反之则逐渐延长。发生顺钟向阻滞时,自消融线向间隔移动的起搏下,低位右心房至起搏信号的间期逐渐缩短,反之则逐渐延长。

(6)频率依赖性峡部阻滞:峡部不完全性阻滞时,极度缓慢的传导可以表现为同峡部完全阻滞相一致的激动次序。残存的峡部传导功能多为递减性的,随着起搏频率的加快,消融线两侧的激动将发生传导延迟及方向翻转。应用这一方法可以识别局部极度缓慢的峡部传导。当峡部残存局部传导延迟时,冠状窦口起搏速率的递增会导致低位右心房激动时间的逐渐延迟,当峡部传导延迟部位最终发生文氏阻滞时,递增的起搏频率将不再伴随低位右心房的激动延迟,因为此时低位右心房激动通过正常的心房间隔及侧壁传导而来。相反方向的阻滞可通过低位右心房的起搏递增来验证。

(7)三维电解剖标测系统:三维电激动图亦可被用来验证峡部的双向阻滞。当形成双向阻滞时,三维激动图的最晚(颜色最深)部分发生在沿消融线的起搏对侧;如果残存传导时,峡部激动仍呈连续性(颜色由红至紫渐变),右心房前侧壁激动最晚(冠状窦起搏时)。同时峡部激动图可以直接显示传导缝隙所在处,但需注意,当局部电图呈多相甚至碎裂时,判断电图的真正起始部分是很难的。

(九)结语

随着导管技术、标测系统及消融能量的不断发展,以及使用更为精确的"武器",我们可以更简单地实现峡部成功消融,因典型房扑复发而需再次手术的患者也大大减少。目前,典型房扑的近期消融成功率可达99%。大约5%~15%的患者因复发接受再次消融,整体远期成功率达97%。复发患者的主要原因为:未能成功实现双向阻滞,双向阻滞验证不精确,峡部传导功能恢复等。在接受房扑消融术后,随访一年时,大约20%~30%的患者出现房颤;随访4年后,大约82%的患者出现房颤。

房扑消融术中,严重并发症的发生是罕见的(约0.4%),其中包括:房室传导阻滞(0.2%左右)、心脏压塞、穿刺点血肿、一过性ST段抬高(损伤右冠状动脉所致)、血栓栓塞事件和室性心律失常。

二、非典型(非峡部依赖性)心房扑动

(一)病理生理

典型房扑特指一类围绕三尖瓣峡部进行顺钟向或逆钟向折返的房性心动过速,它是大折返性房性心律失常的一种特殊类型,右房三尖瓣峡部是其折返的关键部位。除该特殊的房扑类型以外,所有其他的心房大折返性房性心律失常均被定义为非典型房扑。

大折返性房扑是指一类折返环范围较大的心律失常,通常其折返环直径为数厘米。折返环的传导屏障可为正常或异常的组织结构,其传导屏障的功能可以是暂时的也可以是固定的。折返环没有固定的激动出口,心房组织可被折返环的不同部分所激动。

描述一种大折返性房扑时,必须指出其所处的心房位置、传导屏障的组成以及关键峡部所在。典型的慢性、持久性房性心律失常多为大折返性;局灶性房性心律失常往往具有不规则的特性,自发性终止及反复发作通常是其区别于大折返性房性心律失常的特性。

(二)右心房非峡部依赖性房扑

1.损伤性右心房大折返性房扑　这种类型的大折返性房扑,其传导屏障通常为心房肌瘢痕、房间隔修补片、外科缝合线或既往的射频消融阻滞线;当瘢痕阻滞靠近上下腔静脉时,两者也可成为折返的传导屏障。某些少见的患者心房存在静默区域,这些区域区别于外科手术或其他损伤所致,多数存在于右心房侧后区或侧壁。这些特殊的静默区域通常可导致多种类型的房速。窦性心律或房速下,在这些区域均可标测到低电压、双电位或阻滞线等瘢痕病理性电位。

对于外科手术后的成人患者,他们的大折返性房扑折返环通常位

于侧壁的外科切口瘢痕附近、间隔部的外科补片附近、三尖瓣峡部。位于左心房的折返环在这一类患者中比较少见。复杂的多折返环性房速可以在外科迷宫术后、房颤导管消融术后及外科 Fontan 修复术（法洛四联症修复术）后的巨大心房中出现。

　　围绕右房侧壁外科切口瘢痕形成的房速非常清晰地展示了大折返性房扑的特点，它常见于先天性心脏病或瓣膜性心脏病外科术后。绝大多数情况下，这种房扑的折返传导屏障为外科瘢痕，有时因功能性阻滞的出现，上腔静脉也可成为传导屏障的一部分。右心房前壁通常由上至下被激动，类似于典型房扑，但右心房间隔往往缺乏典型房扑时由下至上的激动特点。通过拖带标测，当局部起搏后间期（PPI）与房速周期一致时，可以验证右心房前壁是折返环的一部分。侧壁标测往往发现线性分布的双电位，由上至下走行，此处的双电位较典型房扑更为明显，且电压幅度更低。在上下腔静脉、瘢痕的上下界线及三尖瓣环之间，甚至是瘢痕内部，我们通常可以标测到狭窄的传导通道——关键峡部。这些峡部传导缓慢，峡部内的稳定起搏通常是困难的，且经常导致心动过速终止。峡部的定位通常是靠导管操作终止了房速，或尝试性消融后无法再次诱发房速来证实。在低位右心房侧壁，靠近下腔静脉的折返环关键部位，通常可以标测到一个单一、宽大的碎裂电位。双电位线、低电压、碎裂电位在窦性心律下也可被标测到，借此可辅助判定瘢痕的定位。

　　心脏手术后的患者中，典型房扑也是房速的一部分，而且常常是发生几率最高的一种。消融去除一种房速后，常可以暴露其他的房速发生，因此，完全消融所有的房速才能达到临床治疗成功。术中仔细观察体表心电图形态及腔内电图激动顺序的改变，对发现所有的房速起到关键的作用；同步记录多个部位的激动可以帮助发现房速的变化。在约76%的此类患者中，三尖瓣峡部是房扑折返环的一部分；有报道指出，单纯消融三尖瓣峡部可以治愈27%的此类患者。

　　2.高位环折返　　这种类型的非典型房扑的折返环位于右心房上

部,可跨界嵴传导,房扑时右心房内的激动波阵面碰撞发生在低位右心房甚至是三尖瓣峡部。高位环折返最初被发现时,研究者曾认为其折返环位于上腔静脉、卵圆孔及界嵴之间;随后的非接触性标测系统显示,该类型房扑的大折返环围绕界嵴进行激动,界嵴因发生功能性阻滞而成为该折返环的传导屏障。该房扑可以以顺钟向或逆钟向的方式围绕界嵴折返,三尖瓣峡部并不是该折返环的内在组成部分。高位环折返可同典型的三尖瓣峡部折返或低位环折返同时存在,通过线性消融消除界嵴上的传导缝隙,可以消除这种房扑。

(三)左心房大折返房扑

左心房房扑通常与房颤相关或与房颤并存。针对心脏的外科手术,可以产生多种左心房房扑,但有些患者的左心房房扑与外科手术并不相关。电解剖标测系统显示:在未接受外科手术的患者中,他们的左心房存在部分低电压区域,这些区域可能是左心房房扑的折返环传导屏障。

1.二尖瓣环折返　这一心动过速围绕二尖瓣环进行顺钟向或逆钟向折返,常见于器质性心脏病患者。有研究者通过三维电解剖系统发现,部分无心脏疾病的患者,左心房后壁存在低电压瘢痕样区域,这些区域可作为折返环的后传导屏障发挥作用。二尖瓣环房扑同时也是房颤导管消融术后最为常见的大折返性房扑。

2.肺静脉旁折返(瘢痕或非瘢痕性)　在器质性心脏病或房颤导管消融术后的患者,可以观察到围绕一个或多个肺静脉口进行折返的房扑,特别是在进行了线性左心房消融的患者中更为常见。同样,肺静脉旁的低电压区域是"健康"患者发生这类房扑的原因。

3.左心房间隔折返　这一类型房速折返环位于左心房间隔部,右肺静脉可作为其后传导屏障,二尖瓣环作为可能的前传导屏障。在接受房间隔修补的患者中,房间隔修补片可能成为折返的基础。

4.迷宫术后房扑　在接受了房颤外科迷宫术后的患者中,大约10%可以发生房性心律失常。最常见的是左心房大折返房扑,其折返环通常包括前壁或后壁等外科阻滞区域,有时还包括切除左心耳的部位。

(四)临床特征

1.流行病学　非典型房扑由多种左心房或右心房的大折返房扑所组成,它们的发生机制各不相同。它们的发生多见于器质性心脏病、先天性心脏病、外科心脏手术或房颤导管射频消融。通常,非典型房扑伴随房颤共同存在。在少数患者中,并不存在明确的心脏器质性改变。

房间隔缺损外科修补术造成的右心房切口瘢痕是最常见的折返发生机制,同时 Fontan 术、Mustard 术及 Senning 术后,大折返性房扑也很常见,且发生随着术后时间的延长而增多。法洛四联症修补术后的房速是比较常见的(12%～34%),所以在随访中应给予关注。需要指出的是,在以上存在基础病变的患者中,典型房扑仍然是最常见的大折返性房扑类型,且常与非典型房扑共存。

大折返性房扑是先天性心脏病患者中最常见的症状性心律失常。通常,房扑发生于外科手术后多年。随着心脏外科手术复杂程度的增加,其房速的发生率和复杂程度也相应增加,可能与更大的心房和更广泛的心房瘢痕相关。其他的危险因素包括:病态窦房结综合征,高龄及较长的术后随访时间。大折返性房扑更多见于接受 Mustard 术、Senning 术或旧式 Fontan 术后,与其术中留下的较大右心房侧壁切口瘢痕及其所引起的长期血流动力学异常相关。

2.临床表现　与房颤和典型房扑相似,非典型大折返房扑通常是慢性的。患者症状多与快速的心室率、心律失常性心肌病或潜在心脏疾病恶化相关。

一般来说,在成人患者中,非典型大折返性房扑较典型房扑频率更慢,心房率往往在 150～250 次/分之间。当房室结功能正常时,这样的心房率通常会发生 1∶1 心室下传,对于本身已经存在先天性心脏病的患者,常常造成严重的症状,如低血压、晕厥甚至是休克。在部分心室率控制适当的患者中,非典型大折返性房扑依然是有害的,因其丧失了正常的房室同步收缩。同时,长时间的房扑还增加了血栓栓塞事件的风险。

3.临床评估　除了典型房扑,临床医生在面对非典型房扑时会遇到大量问题,需要他们通过更多的检查来了解患者基础心脏疾病及心功能状态。因房速的多样性,单纯心电图常无法给出精确的诊断,电生理检查常常是必需的。详细了解房扑的类型、先天性心脏病的具体异常及既往的外科手术和导管消融手术情况对治疗方法的制订有重要作用。

4.治疗原则　非典型房扑的药物治疗原则同房颤治疗原则一致,ⅠA、ⅠC、Ⅲ类抗心律失常药物是首选方案,同时需要对慢性患者进行预防抗凝治疗。是否单纯采取心室率控制治疗,由多个因素决定:症状严重程度、对心室率控制药物的反应、心功能及全身疾病状态等。

导管消融治疗非典型房扑通常是有效的,但目前研究设计中所包含的患者数量少,成功率和并发症等还未完全明确。而且相较于典型房扑,非典型房扑的消融难度可能更大。因其机制的复杂性,往往涉及多个复杂折返环,这就需要对心房解剖有深入的了解;同时需要拥有丰富的心律失常分析经验。导管消融治疗通常应用于有明确心脏结构异常且对药物治疗反应差的患者,每一位患者的治疗方案应个体化选择。

对心室率控制药物反应差的患者,当导管消融无法实现或失败时,消融房室结加起搏器植入的治疗方法是正确选择。

(五)心电图特点

1.右心房切口性大折返性房扑　对于接受过右心房外科手术的患者,其房速的心电图表现是多种多样的,既可有典型房扑样表现,又可有局灶性房速样图形。

2.高位折返环　心电图表现类似于典型房扑的表现。

3.左心房大折返性房扑　体表心电图表现根据患者折返环所在位置的不同而变化。部分患者表现为局灶性房速样心电图:低平的P波伴等电位线;部分患者可呈典型房扑样波形。

4.二尖瓣环房扑　大多数患者心电图 V_1、V_2 导联显示明显的正向 F 波,下壁导联 F 波低平。位于左心房后壁的瘢痕可导致沿二尖瓣环逆钟向或顺钟向折返,可与典型房扑心电图表现相似,但较低的胸前导联 F 波往往可帮助区分。在房颤导管消融术后的患者中,二尖瓣环逆钟向房扑在Ⅰ,aVL 导联往往呈负向波形。Ⅰ、aVL 导联的正向波形通常可将顺钟向二尖瓣环房扑同逆钟向峡部依赖性房扑和左肺静脉房速相区分。

5.肺静脉相关房扑　因该类型房速与肺静脉周围瘢痕和损伤相关,所以其心电图波形多为低电压,或以宽大平坦的波形为主,形态多样。

6.左心房间隔房扑　因折返环位于左心房间隔,所以心电图上 V_1、V_2 导联通常显示正向 F 波,其他导联 F 波多低平。

(六)电生理检查

1.房扑的诱发　程序性刺激应包括高位右心房快速刺激、冠状窦 2:1 刺激和单个至多个房性早搏发放等。可通过静滴异丙肾上腺素 $(0.5\sim4\mu g/min)$ 的方法来帮助诱发房扑。

表 5-2　大折返性房扑的电生理检查目标

1.验证心律失常是房速

2.验证房速为大折返性房扑

　心房激动跨越整个房速周长

　具有折返激动的重整现象

　拖带标测证实折返激动

3.排除典型三尖瓣峡部依赖性房扑

　通过三尖瓣峡部拖带标测进行验证

4.确定折返环位于右心房或左心房

　体表心电图的心房波形

　右房存在独立性周长

　右房激动周期<50%心动周期

右心房不同部位进行拖带起搏 5.明确折返环路特性

拖带标测

6.确定折返环内的关键峡部

拖带标测

2.房扑电生理诊断方法

(1)心房起搏

1)拖带标测:拖带标测可以为确定左心房或右心房是否是折返环的一部分提供信息。通常在三尖瓣峡部、高位右心房、右心房侧壁等部位起搏;应避免于间隔部起搏,因起搏可能同时夺获左心房从而无法判断右心房和左心房房扑的差别。

2)拖带结果分析:我们通常以短于房速周长 $10\sim30ms$ 的周期于心房的不同部位进行起搏;是否发生拖带,需要首先通过解读 PPI 来判定。成功的拖带可以排除触发性因素或异常的自主激动活动等因素。同时,拖带标测还能准确判断起搏部位距折返关键峡部的距离(表 5-3)。

表 5-3　大折返性房扑的拖带标测

房速折返环外起搏,表现显性拖带
1.体表心电图呈显性心房融合表现。任一腔内电图发生心房激动次序变化。
2.PPI-AFLCL(起搏后间期一房扑周期)>30ms。
3.起搏信号至房扑波起始的间期长于起搏局部电图至房扑波起始的间期。
房速折返环内起搏,表现显性拖带
1.体表心电图呈显性心房融合表现。任一腔内电图发生心房激动次序变化。
2.PPI-AFLCL<30ms。
3.起搏信号至房扑波起始的间期等于起搏局部电图至房扑波起始的间期
房速折返环内关键峡部起搏,表现隐匿性拖带
1.体表心电图呈隐匿性心房融合表现。无腔内电图发生心房激动次序变化。
2.PPI-AFLCL<30ms。
3.起搏信号至房扑波起始的间期等于起搏局部电图至房扑波起始的间期

拖带标测的局限性。对于外科术后的房扑患者,切口局部的低电压区常难以被起搏夺获。因起搏信号和 QRS 波的重叠,心房波形难以辨别,特别是本身存在病理情况的患者。

同时,错误的测量方法可以给出错误的 PPI;递减性传导可能造成 PPI 的延长,给出假阴性的结果;少数情况下,远场电位对 PPI 的测量也产生影响。完整地描绘整个关键峡部经常是困难的,峡部内的操作经常造成房扑周长或形态的改变。将拖带标测同三维电解剖标测系统相结合可以减少其局限性,因此,建议两者联合应用。

(2)标测:因非典型房扑折返环可以包括任一解剖屏障,所以在典型房扑消融中的解剖定位指引法无法实现。标测的目的是精确了解折返环路及其关键峡部的电位和范围,并以这些资料个体化地制订消融策略。

(3)定位折返环路(右心房或左心房内)

1)病史资料:患者既往心脏病史、房扑发作史及外科手术史对决定重点标测腔室及部位起到重要作用。非典型大折返房扑可能涉及多个腔室或解剖结构,造成双环或多个折返环。

因先天性心脏病修补术及瓣膜置换术由右心房入手,所以房扑发生于右心房的可能性大于左心房,特别是患病数年造成心房扩大后右心房房扑更为常见。左心房房扑常见于左心房疾病后,包括高血压性心脏病、二尖瓣置换术后及房颤消融术后。近来发现,在这类患者中,左心房部分组织常出现自发传导功能异常或电静默区域。

2)心电图表现:在无既往心脏外科手术史或导管消融史的患者心电图上,V_1 导联房扑波常表现为完全负向的波形(特别是当全部胸前导联均为负向波形时),提示房扑折返环位于右心房游离壁。相反,无典型房扑的患者心电图如出现 V_1 导联正向或正负双向波形时,折返环多数位于左心房。少数左心房低电压区域组织相关的房扑常表现为:除 V_1 导联外所有其他导联无明显房扑波。

3)右房出现独立的房扑周长变化:右心房出现自主性房扑周长变

化(30～125ms)或右心房内呈 2∶1 的房扑激动,同时伴有冠状窦电极小于 20ms 的周长变化,以上特征提示房扑大折返环位于左心房。

4)排除三尖瓣峡部依赖性房扑:可通过以下方法予以排除:①房速时三尖瓣峡部存在双向传导,传导波阵面可于峡部发生碰撞融合;②存在跨越整个峡部的双电位,双电位间存在等电位线;③峡部拖带表现显示显性融合伴延长的 PPI。

(4)激动标测

1)右心房激动时间:在右心房内平均分布的 10 点处进行激动标测(需包括 3～4 个位于三尖瓣环的位点),同冠状窦电极激动相比较,如整个激动时长短于 50％的房扑周期,则提示房扑折返环不在右心房内,唯一的例外是右心房内局限性小折返环房速。

2)左心房房扑时的右心房激动次序:与典型大折返房扑所不同,右心房的整个激动时长大大短于整个房扑激动周期,且标测显示右心房内激动呈类局灶性激动特点。右心房间隔部激动相对提前既可提示间隔起源房速,也可以表明房速来源于左心房。少数情况下,阻滞的峡部或界嵴会对标测产生干扰,局部的拖带标测可以帮助明确其与折返环的关系。

3)冠状窦电极激动次序:冠状窦电极的激动次序经常被用来判断房扑来源腔室。需要注意的是:典型右心房房扑时,冠状窦激动由近端向远端,少数局限于高位右心房的折返环产生的房速会造成冠状窦由远端向近端的激动;少数左心房房速,如逆钟向二尖瓣房扑造成冠状窦由近端向远端的激动图形。

4)拖带标测:右心房内多个位点处的 PPI-ATCL＞40ms 提示折返环位于左心房。当拖带标测无法明确折返环在左心房或右心房时,需考虑是否存在局灶性房速或小折返性房速。

(5)识别潜在的传导阻滞线(传导屏障):对于右心房房扑,三尖瓣环经常是传导屏障之一;其他天然的屏障包括:上、下腔静脉,冠状窦口等。对于左心房房扑,二尖瓣环及肺静脉常是传导屏障。获得性传导屏障包括:外科切口、外科补片及电静默区等。

传导阻滞线常表现为线性分布的双电位区,较大范围的低电压区往往提示电静默区。较小的传导阻滞线或区域常需要多个不同部位起搏下的多次标测来证实。

(6)确定完整折返环:完整的折返环应该是空间上连接跨越整个房扑周期距离最短的两处间的区域,同时该区域内应该表现为单向传导及相连的最早和最晚激动。心电图上,折返环处的激动往往位于房扑波等电位线的中间。整个折返环内均可标测到提前的激动,因此没有绝对的最早激动部位;可以通过选定某个参考部位,来确定不同部位的提前程度,但需明确其相对性。

不能满足以上特点的激动区域为激动折返的旁观者,欠精细的标测常对判断是否为旁观者或关键峡部起到混淆作用。因此高密度的标测和拖带标测的应用可以帮助辨别。

对于左心房房扑,完整识别整个折返环常很困难。首先应确定折返环是否覆盖整个房扑激动周期,应仔细标测二尖瓣环周围,以排除左心房常见的二尖瓣折返。有些情况下,特别是先天性心脏病术后房扑,标测无法明确整个折返环的分布,这时可尝试应用拖带标测确定哪些区域位于折返环内,并通过隐匿性融合来确定关键峡部所在。需要注意的是,因房扑心电图常无法辨别明显的房扑波,心房内多个部位的激动记录是必要的。

(7)确定关键峡部:当明确了心房瘢痕和传导屏障后,它们在房扑折返中发生的作用决定是否应围绕它们进行消融。可通过于稳定房扑下,峡部的激动标测或拖带标测来确定关键峡部。

当心房内存在多个传导屏障时,提示可能存在多个折返关键峡部。不同的房扑可能因不同峡部的出口发生阻滞所致。

(8)房扑表现:不伴激动周期变化的房扑心电图变化往往提示多个关键峡部的存在。这种表现往往因折返环中的旁观者部位发生激动方向改变所致。房扑周期变化可以由激动路径发生变化所致,亦可由传导时间发生变化所致。

(9)电解剖系统标测:电解剖系统可精细显示房扑大折返环激动及心房的激动次序,因此可用于鉴别房扑是否为大折返性或局灶性。同时,电解剖系统可清晰显示折返环与传导屏障或外科瘢痕之间的关系,帮助识别缓慢传导路径,制订消融线,指导导管操作,验证消融是否实现了传导阻滞。

1)CARTO 系统标测技术:通常选定冠状窦作为参考电极,并通过构建三维模型,标记出具有解剖定位意义的位点,如腔静脉、希氏束、冠状窦、瓣环及肺静脉等。通过激动顺序标测明确心房内激动过程。

在左心房或右心房的不同部位均匀标测一定数量的点来构建三维模型。选定一个固定的腔内电图(通常为冠状窦电图)作为参考电极,在三维模型上以每一点的局部激动时间(LAT)创建激动顺序图;每一个采取的点需满足空间及局部激动稳定的条件,空间稳定取值<2mm,激动时间稳定取值<2ms。双电位线常需特殊标记从而帮助识别可能的传导屏障,同时可以为设计有效的消融径线提供信息。局部电压低于 0.05mV 的点被标记为心房瘢痕(静默区),如右心房侧壁及间隔部的外科术后瘢痕区,这些区域在三维模型上将以灰色显示。激动顺序图提供的信息将简化拖带标测的过程,以简化手术的过程。在出现两个以上电位的区域,需仔细辨别远场电位和近场电位,通常可通过局部的起搏及拖带来精确鉴别。

2)激动顺序图:以不同颜色(从红至紫)显示的激动顺序图,可以初步提示最早激动部位及最晚激动部位,借此资料可以帮助判断大折返性房扑来源于哪一侧心房。局灶性房速往往表现为以最早激动部位为中心向四周扩散的图形,同时最早激动所在腔室的激动时程小于房速周长。

3)电压图:电压图通常用来显示心房瘢痕区的分布,瘢痕区通常需满足两个条件:局部电压<0.05mV 及以 20mA 能量无法夺获局部心房组织。

4)激动扩布图：三维系统可将模拟的激动扩布图显示在构建的三维模型上，借此我们可以直观了解激动扩布顺序，同时依据等时激动图获得不同部位激动速度的信息。激动扩布图上，已激动部位以红色显示，未激动部位以蓝色显示。

5)三维电解剖标测系统的局限性：当房速本身激动周长发生＞10%的变化时，CARTO图往往无法给出正确的激动信息，因此需在手术中仔细观察房速的变化。当房速无法持续时，三维系统无法对其进行评价，这种情况下可应用蓝状电极导管或非接触标测系统来研究房速。部分情况下，可应用氟卡尼或胺碘酮滴注来尝试稳定心动过速，但也存在抑制房速的可能。当房速周期变化过大过频繁时，需考虑房颤的可能。

(10)非接触标测系统：当房速无法持续或无法反复诱发时，可考虑应用非接触标测系统，它可以同步记录多部位的电活动信息（如 EnSite 3000 系统），该系统可通过整合多部位同步电激动信息来判断最早激动部位。

EnSite 3000 系统应用一个 9Fr 多电极阵列式球囊导管作为参考和记录电极，以 7Fr 标测消融导管来构建三维模型及消融。首先将球囊导管用导丝在 X 线透视下放置于感兴趣部位，通过含造影剂的盐水充盈和显示阵列球囊；球囊不必直接接触标测腔室的内膜壁即可直接记录相对应部位的信息。因球囊导管的特殊构造，术中往往需要监测活化凝血时间（ACT）来保证充分的抗凝，特别是进行左心标测时，ACT需控制在 300～350s。

当球囊阵列放置到位后，可以应用常规标测消融导管来构建局部三维模型；通过标记心腔内固定的解剖标志（腔静脉、冠状窦、瓣环等），可以建立更为精确的三维模型。在三维模型基础上，球囊导管记录短暂的房速激动活动，系统将自动计算模拟出局部激动顺序。与CATRO 系统不同，非接触标测系统不需要患者有持续性房速。

在非接触系统标测过程中，球囊阵列导管可同步记录 3000 点的单极电图,并以此为基础创建激动顺序图。术者可于创建的激动顺序图上随意选定房速周期中不同时期的某个位点,系统将给出该部位的虚拟单极电图以帮助判断激动传导的方向。需要注意的是,因系统的非接触标测特性,当所标测部位远离球囊导管时,信息的准确性会下降,因此术中需仔细判断。非接触系统对于显示缓慢传导区及激动突破点有较大的帮助。

非接触标测系统的局限性为当局部电压过低时,系统无法记录该部位的电活动信息,特别是当所标测区域距离球囊导管超过 40mm 时。因系统本身的特点,目前的非接触系统所创建的三维模型常存在不同程度的"变形",这与导管操作、环境电干扰等原因相关,进一步的系统升级可能是必要的。因该系统需另一根导管进行三维模型构建,所以在部分狭小的心腔结构内标测有一定的难度。

(七)消融技术

1. 消融靶点　　完成房速标测及激动分析后,通常选定折返传导环的可能关键区域进行消融。需要注意的是,非典型大折返性房扑折返环常涉及部分解剖屏障,所以在这些解剖屏障周围进行消融时,要最大程度地减少对正常组织的损伤(如膈神经、窦房结及房室结等部位)。

消融应以较明确的关键传导峡部为目标,选择距离最短的关键峡部部位进行消融,同时应考虑局部导管接触度等因素。设计的消融线需横跨整个关键传导峡部,连接解剖传导屏障或电静默区域(如腔静脉、瓣环及肺静脉等)。如果标测的激动图不完整,起搏及拖带标测的结果对指导消融路径有重要作用。例如消融右心房外科切口性房扑时,常选择将瘢痕区延伸至最近的解剖传导屏障的消融策略。

在靠近双电位阻滞线的部位,精细标测发现的连续碎裂电位常提示阻滞线的结束部位,折返激动可能由此穿越形成折返。缓慢的连续碎裂电位往往提示局部存在封闭的慢传导通道,单个高电压的激动图提示局部消融可能需扩大范围。当起搏及拖带标测确定的关键区域较三维系统指示的关键区域小时,前者的准确性更高,因标测和消融所应用的导管为同一大小的导管。在电压图提示的低电压内消融,获得完全透壁的消融效果较容易实现。

2.右心房房扑消融 非典型右心房房扑返返环多位于右心房游离壁,这与外科术后瘢痕及自发性传导阻滞区相关。对于这一类房扑,应采取以下消融策略:①消融三尖瓣峡部,它在大部分患者的右心房房扑中起重要作用;②消融缓慢传导区;③延长外科瘢痕区至下腔静脉;④延长外科切口区域至上腔静脉,因上腔静脉附近有窦房结组织,故首选下腔静脉。

极少数情况下,先天性心脏病外科 Mustard 或 Senning 修补术后常导致围绕间隔切口或补片的复杂折返环;对于这一类房扑,消融策略依然是连接缓慢传导区至解剖屏障。

3.左心房房扑消融

(1)外科术后及自发性瘢痕相关性房扑:首先应准确定位瘢痕区及传导阻滞线的范围,同样选取连接这些部位至解剖屏障的消融策略。尽管多数情况下,消融径线可以完成,但应尽量避免连接左心房低位间隔及二尖瓣环的消融策略,因为此部位的心肌组织往往较厚,透壁性损伤很难完整,如必须进行这一区域的消融时,建议选用灌注消融导管提高消融效果。

(2)房颤消融术后非典型房扑:这一类型的房扑经常因恢复传导功能的肺静脉肌袖组织所导致;同时,围绕二尖瓣环的房扑也可能是原因之一;少见的情况下,因房颤环肺静脉消融线存在传导缝隙,可出现环绕单个或多个肺静脉的复杂折返。所以,针对这一类房扑患者,首先应验证肺静脉阻滞线是否完整,是否存在恢复的肺静脉电位,然后排除环二尖瓣房扑及环肺静脉房扑。

(3)单纯性左心房房扑:这一类型的房扑常因心房内有自发性缓慢传导区所致,但不能忽略环二尖瓣房扑的可能;同时,近期有研究报道少见的左心房环卵圆窝房扑。

(4)环二尖瓣房扑:可通过在二尖瓣环及左肺静脉等解剖屏障间建

立消融阻滞线进行治疗,部分情况下,也可选择连接二尖瓣环前壁及右肺静脉的策略,但消融难度较大。

(5)环右肺静脉房扑:这一类型的房扑会产生与二尖瓣环相碰撞融合的激动波阵,二尖瓣环处的拖带标测 PPI 较左心房房顶明显延长。随着目前房颤消融的增加,这种类型的房扑也越来越多见。目前的消融策略常包括连接两侧肺静脉的消融线,这条消融线上的残留传导缝隙可导致环右肺静脉房扑。再次连接两侧肺静脉消融线,并明确消融线两侧的传导阻滞是最佳选择。选择房顶消融线较左心房后壁线产生心房食管瘘的可能性更小。

(6)环左肺静脉房扑:这一类型的房扑相对少见,可采取连接左下肺静脉至二尖瓣环或连接两侧上肺静脉的消融策略。

(7)左心房间隔房扑:可选择连接右肺静脉至卵圆孔或至二尖瓣环的径线进行消融。

(8)无法标测的左心房房扑:这一类型的房扑少见,多表现为多变的形态及激动周长。当常规标测及三维标测无法提供有效的信息时,可选择房顶消融线及二尖瓣峡部消融线相结合的消融策略,绝大多数房扑在消融实现完全阻滞后会终止。

4.消融技术 一旦确定了合适的消融靶点后,应仔细完成设定的消融径线。可采取点到点的消融策略或连续消融策略,每一点的消融时间应持续 60～120s 直至局部电压幅度出现＞80％的降低,或局部出现双电位。明确的消融效果需达到消融部位的完整透壁损伤,通常当局部电位变为双电位后最好坚持消融 30～40s 以达到稳定的结果。消融过程中,房扑的激动周期发生变化或房扑终止均提示消融可能有效,应继续消融直至完成预先设定的消融径线。应用三维系统指导的消融对实现连续的线性消融有较大的辅助作用,同时可以清楚看到瘢痕或解剖屏障的位置。

二尖瓣峡部通常较短(2～4cm),由二尖瓣环、左下肺静脉及左心耳围绕形成,通常选择连接二尖瓣环侧壁至左下肺静脉的消融径线。

将冠状窦(CS)导管尽量深入放置,使二尖瓣峡部消融线位于 CS 导管的远端电极和近端电极之间;将消融导管通过穿间隔置入左心房后,可采取从心房向心室或相反的方向进行消融。从心室向心房消融时心室侧一般从 AV 电图比例为 1∶1 至 2∶1 开始,心房侧消融至左下肺静脉口前缘结束,反之亦然。从 X 线透视 LAO 面观,消融线一般从 3～4 点处开始向上延伸至 2～3 点部位,少数情况下需要连接左心耳至左心房后壁的消融线辅助实现阻滞。

消融能量设定为 40W、50℃,每一点一般消融 90～120s。消融过程中,通过透视及腔内电图变化来监测导管的稳定,以避免误消融左下肺静脉及左心耳。

窦性心律下消融时,通常通过同步起搏 CS 导管的近端来监测二尖瓣峡部的阻滞情况,将 CS 近端电极置于消融线的间隔侧,消融终点为远端电极激动时间的最大化延长。局部电图碎裂化及双电位化都提示消融有效,实时测量起搏信号至 CS 远端电极的激动时间决定消融是否完成。完成消融后,沿整个消融线的两侧通过标测及起搏来验证消融阻滞线的完整,局部电图出现间隔窄的双电位及碎裂电位均提示消融效果不满意。

少数情况下,因过厚的二尖瓣峡部心肌组织,明显的传导延迟仅显示在心内膜的消融导管上,心外膜 CS 导管依然提示传导功能残留,此时可能需从冠状窦心外膜途径进行消融去除二尖瓣峡部传导缝隙。在冠状窦内进行消融一般选用较低的能量设置 20～30W,避免冠状窦血管的损伤及血栓形成。

5.消融终点

(1)射频消融中,房速终止:不休止性房速在消融中的突然终止提示消融部位可能为折返环关键部位,应于局部继续消融。需要注意的是,部分房速本身具有自我发作终止的阵发性特点,房速终止可能给出错误信号造成不必要的多余消融,同时消融过程中产生的房早也可在特定情况下终止房速。房速的突然终止有时还会导致导管的移位,致使消融能量误释放或关键峡部一过性阻滞,而导致复发。

(2)房速再次诱发困难:术前固定条件下可反复成功诱发同一房速时,可以考虑将房速能否再次诱发作为消融终点指标之一。当消融前房速本身就存在诱发困难时,能否再次诱发就不能作为判断消融是否成功的指标。机械损伤及一过性阻滞均可导致心动过速短暂无法诱发,但远期复发率较高。

(3)明确消融线完全阻滞:消融线两侧持久稳定的传导阻滞是消融成功最客观及有效的判断指标。但同典型房扑消融相比,非典型房扑的消融阻滞难度较大。通常通过消融导管于消融线两侧精细标测及起搏来验证双向阻滞是否完整;不同部位的消融线需要不同的验证方法,如右心房切口性房速,往往借助 Halo 导管观察整个右心房游离壁消融后激动顺序从而帮助判断,跨右心房侧壁瘢痕传导的消失往往可以用来判定传导的阻滞。

(4)二尖瓣峡部阻滞的验证:对于环二尖瓣房扑来说,二尖瓣峡部是有效的消融靶点。因二尖瓣峡部靠近冠状窦导管的走行部位,所以同三尖瓣峡部一样,可以简单通过消融线两侧的鉴别起搏来判定双向阻滞是否存在,同时可以帮助排除缓慢传导的可能缝隙。

以下标准可用于证实二尖瓣峡部的双向阻滞:

1)CS 近端起搏下,整个消融线附近标测到宽等电位间隔的局部双电位(150~300ms)。

2)于 CS 近端起搏时,激动沿二尖瓣环间隔及侧壁两侧向消融线靠近;消融导管于心内膜 CS 远端起搏时,可观察到 CS 导管由近至远的激动过程。三维系统可帮助判断。

3)鉴别起搏排除缓慢传导缝隙的存在。将 CS 导管放置于远端电极位于消融线间隔侧的位置,标测导管在消融线的侧壁部进行测量。当起搏部位由 CS 远端移至 CS 近端时,起搏信号至标测导管间隔出现缩短证实完全双向阻滞。

6.射频消融失败 严重扩张的心房常影响射频能量的释放、导管的稳定接触及能量的丢失;消融局部因存在较低的血流速度,常导致局部组织消融能量过低;外科术后部分心房组织存在纤维化、增生等情况,射频消融在这些部位达到透壁损伤难度较大。

(八)结语

1.成功率　房扑的近期手术成功率是较高的,大约 90%;但复发率较高,54%的患者需要接受第二次消融。长期成功率约为 72%,单一心脏结构缺损(如房间隔缺损)的房扑消融成功率较高,可达 76%。对于二尖瓣峡部消融,76%～92%的患者可获得房扑的缓解,但其中 68%的患者需要术中于冠状窦内进行消融。

尽管这类患者大多存在心脏结构异常,合并房颤的患者比例并不高,大约 9%～21%。可能与这类患者心房大多存在较大电静默区及消融产生的阻滞线,在不同程度上减少了同步心房激动的区域,致使房颤基质相对减少所致。在验证了存在双向完全阻滞的患者中,长期随访中房颤发生率同样较低。

2.左心房房扑消融的安全性　左心房消融时,可通过以下措施减少血栓栓塞事件的风险:①术前至少 4 周的抗凝;②术前行经食管超声心动图检查排除心房内血栓;③术中保持左心房长鞘持续盐水灌注(2～4ml/min);④术中(可选择穿间隔后)持续给予静脉肝素,维持 ACT 于 250～350s;⑤应用灌注消融导管。

消融术中穿间隔及导管操作均可能导致左心房穿孔,特别是组织较薄的左心耳部位。术中需严格控制消融能量,监测导管位置,特别是于左心房后侧、肺静脉周围消融时注意避免过热产生爆裂。

肺静脉狭窄也是潜在的风险之一,选用灌注导管以合适的能量进行消融可以减少其发生。左侧膈神经损伤并不常见,多于左心房前壁近心耳基底部消融时出现。右侧膈神经损伤主要见于右上肺静脉前缘消融时。

3.右心房房扑消融的安全性　右心房侧壁及上腔静脉前缘消融时,存在发生右侧膈神经损伤的风险。膈神经损伤的即刻症状包括咳嗽、呃逆或膈肌呼吸运动的降低,早期识别这些症状终止射频消融对预防永久性膈神经损伤发挥重要作用。消融前通过标测导管局部起搏排除膈神经夺获对预防膈神经损伤也有作用,较低的能量(20～25 W)及经常性地观察膈肌运动能最大程度地减少膈神经损伤的出现。

第三节　器质性室速的消融治疗

对于心肌梗死后患者,器质性室速(以下简称"室速")的消融不仅能减少室速的发生,同时对于改善此类患者的生活质量起到重要作用。大多数接受室速消融的患者均置入了 ICD,并且有过多次放电治疗的病史;尽管接受了有效的机制改良消融,存在单一形态、血流动力学稳定的室速的患者仍应接受 ICD 植入,因为消融术后的心脏猝死(SCD)发生率仍约 2.1%。ESVEM 研究显示,单形性室速较反复发作的室速更易引起 SCD,抗心律失常药物通常作为辅助治疗应用于接受 ICD 植入的患者,但其抑制室速复发的作用有限,同时因存在潜在副作用而影响患者的生存质量。尽管目前导管消融仍被视为室速的辅助治疗手段,但成功的消融可以显著地减少室速的复发。

一、病理生理学

单形室速的典型基质为心肌梗死后功能失常的心肌组织。心肌坏死组织的面积、室间隔坏死区域及心肌收缩功能的损伤程度均为心肌梗死后室速发生的危险因素。与发生非持续性室速及 SCD 的患者相比,发生持续性、血流动力学稳定室速的患者往往存在更广泛的梗死面积、更大的室壁瘤及更差的收缩功能。及时的再血管化治疗及心室重构的药物治疗能降低室速发生率约 1%。

导致室速发生的心肌电生理基质通常在心肌梗死后的两周内逐渐形成并定型,在心肌恢复过程中,坏死组织被纤维组织所替代,这一过程导致心肌细胞间的缝隙连接数量减少。同时所剩的缝隙连接也因梗死过程而出现分子水平的组成和功能异常。尽管梗死区内剩余健康心肌细胞仍能表现"正常"的钠离子依赖性动作电位,但细胞间异常的连接,导致传导出现缓慢及阻滞的表现。这些异常的传导功能为室速的形成提供了电生理基质。室速出口部位的心内膜标测可以识别低电压,激动缓慢的多成分复杂电位。这些碎裂电位中的每一成分代表一部分孤立存在的心肌细胞团,它们之间被纤维组织所分割。局部记录到的慢激动电位提示导管位于异常的缓慢、碎裂传导区。

　　尽管目前诱发室速和自发室速之间的关联并不明确,但室速的发生提示存在解剖层面的心律失常发生基质,同时可能预示室速的发生。自发室速的发生往往建立于解剖基质的基础上,多被室早、缺血事件、心衰及自主神经水平改变等所触发。多数心肌梗死后室速的机制是梗死瘢痕形成的解剖基质中出现慢传导区域,从而产生相应的折返。室速折返环同解剖基质密切相关,孤立存在于基质中的慢传导区域同时是多种标测技术寻找的目标。折返环的出口通常位于瘢痕周边区域,这一区域的激动代表室速 QRS 波群的起始。某些情况下,出口可能位于瘢痕组织和解剖屏障(如瓣环)之间的"封闭"区域。部分室速可能由非折返性机制引起,如反复发作的单形非持续性室速可能起源于坏死瘢痕内部。

　　对于多形性室速而言,两者间的关系并不明确。Haissaguerre 等的研究曾显示针对多形性室速触发机制的消融,在部分患者中是有效的,在其小样本研究中,触发灶可以通过具有特定形态的心内膜电位及心腔内定位所明确,多数情况下,这些触发灶起源于瘢痕周边区的浦氏系统。对于更多的患者而言,其发现是否具有广泛性仍需进一步研究来证实。

二、室速的诊断

对于持续性室速患者,室速的诊断多通过发作心电图来明确。室速 QRS 呈现宽大畸形的特点,有时可以出现明显的室房分离表现;目前,已经有多个宽 QRS 心动过速鉴别诊断方法被临床应用,其原理均建立在同一概念之上,即室速时心肌传导发生在心肌细胞间,而室上速伴差传时心肌传导仍借助希氏束-浦肯野纤维系统。室上速伴差传的 QRS 波形态同左束支或右束支传导阻滞形态类似,而室速因其起源可来自心室任意部位,故 QRS 波呈现形态各异,起始部缓慢的特点。但伴随预激综合征及 1:1 下传的房扑差传时,室速形态鉴别诊断则难度加大。长时间的心电记录对于分析引起 ICD 放电治疗的心律失常性质具有重要作用。而 ICD 本身记录的心腔内电图也可帮助诊断是否心律失常为室速,同时 ICD 显示的室速形态有助于明确消融术中所诱发的室速是否是临床相关室速,为消融治疗提供有效的帮助。通过体表心电图或腔内心电图明确心律失常发生不依赖于心房、房室结及希氏束-浦肯野纤维系统,室速的诊断即刻建立。注意:束支折返性室速是一种借助希氏束-浦肯野纤维系统的特殊室速类型。

三、器质性室速消融的指征

发生室性心律失常的患者中,仅有一小部分能通过导管消融进行治疗;Morady 等认为仅有 10% 的室速患者是合适的消融对象。目前的风险/获益研究提示,接受 ICD 植入后复发频繁的室速患者是合适的消融对象。部分研究者认为消融可以作为血流动力学稳定室速患者的首选治疗,但考虑到心肌梗死后患者的心肌病变具有不断发展及不可预测性,多数研究者认同室速消融可以作为 ICD 植入的辅助治疗选择。因此典型室速消融指征为:反复发作的室速导致频繁的 ICD 放电,且抗心律失常药物及抗心律失常起搏(ATP)均无法改善其发作或患者的黑朦、晕厥症状。值得指出的是,接受消融治疗前,应首先应用抗心律失常药物及 ATP 进行改善治疗。

同样,室速发作形态及数目应该在术前被明确,以指导术中选择"正确"的临床相关室速进行标测及消融。通常多形性室速及大面积梗死意味着更高的诱发成功率,但明确诱发室速是否为临床室速常存在困难;仔细分析 ICD 腔内图形态及周期可能为手术提供有益的帮助。尽量选择同临床室速形态一致的室速进行消融,但因折返环可能存在不同的出口,形态不一致的室速不等同于无效的治疗。临床室速形态越少,消融效果也越明显。同时,还应考虑患者的疾病状况,终末期心衰及外周血管病变可能导致手术的失败及并发症的发生;且患者应能接受血栓栓塞及心源性休克等严重并发症的可能。

四、器质性室速标测

除了标测策略的不同,室速消融的理论基础同其他心律失常的消融治疗相似,通过仔细的标测来缩小射频消融的范围,避免不必要的消融,减少并发症的发生。根据室速类型的不同,多种标测方法可能被单一或联合应用:①拖带标测:往往用于血流动力学稳定的持续性室速;②基质标测:用于血流动力学不稳定的快速室速;③触发灶标测:多应用于多形性室速的消融。

1.拖带标测 拖带标测指通过持续的起搏临时加快折返性心动过速至起搏周长,同时起搏终止时,心动过速自主恢复至本身的激动周期。成功的拖带标测意味着心动过速的折返性机制,同时要求标测导管位于该折返环的关键、狭长封闭传导通道内。Stevenson 等通过一个计算机模拟的瘢痕室速模型将这一瘢痕相关性室速的折返机制清楚地展示出来。精细的标测低电压区可以明确瘢痕区的大小、位置及形态,瘢痕区域内关键峡部的多部位起搏可以探明狭长的关键峡部的走行,从而使一定数量的消融即可有效地切断折返环。

在进行室速消融前，患者应接受冠状动脉造影、心肌核素扫描或心肌 MRI 以帮助指导瘢痕所在的大致区域。标测开始时，应通过心室程序刺激诱发室速，以确定室速的数目及形态，明确其与临床室速的关系；通过不同部位的拖带标测，比较起搏及室速的体表心电图形态，室速起源已经可以被缩小在 4cm² 的范围内；通过程序性刺激明确所能诱发的室速数目及其血流动力学特性，通过比较室速的形态及周长，来确定那些室速是临床相关室速。有些研究者应用 270ms 作为周长阈值，较慢的室速更容易复发，而较快的诱发室速则很少出现在自发的状态下；一般来说，消融术中平均能诱发 3～4 种室速形态，相似的形态往往提示室速借助同一折返环激动形成，预示一个部位的消融可能对两种相似的室速均有效。

如果患者的血流动力学稳定，精细的激动标测及电压标测往往能提供更多的信息，标测的重点应集中与瘢痕区内存在高频、碎裂、孤立电位的区域，这些电位往往位于舒张中期，提前或落后于 QRS 波；两者间的关系可通过室速自发周期改变或拖带标测时，两者的激动关系的变化来明确。如果患者的血流动力学不稳定，则进行窦性心律下的标测，位于 QRS 波后的电位，在局部起搏时伴随较长的起搏后间期（40～80ms）往往提示导管位于关键缓慢传导区。

标测明确的位点同室速折返环的关系需通过诱发实施来验证。通常应用拖带标测技术，以较低的能量、较室速略快的周长起搏该部位，如起搏产生的体表心电图同室速自身的心电图完全一致则成为隐匿性拖带，提示起搏位点位于关键缓慢传导区的封闭峡部内；观察起搏拖带终止后的第一个室速自身激动，最后一个刺激至第一个室速激动的间期称为起搏后间期（PPI），通过比较 PPI 同室速周期（VTCL）间的差别来判定起搏部位是否位于峡部中，PPI－VTCL＝±30ms 预示着峡部定位。有时，因室速激动较快，PPI 难以准确测量，Soejima 等发明了"N＋1"方法，通过比较最后两个刺激至第一个室速激动的间期同两倍室速激动周长间差值可获得同 PPI 相同的结论。刺激脉冲同 QRS 间的间期（S-QRS）亦可用来判断起搏的具体部位：S-QRS 小于室速周长30％时，起搏位点位于折返环出口；S-QRS 大于室速周长 70％时，起搏位点位于折返环的内环内，即折返环内的旁观者；S-QRS 介于室速周长30％～70％时，起搏位点位于折返环关键峡部。Stevenson 等通过一次放电是否终止室速，来比较分析以上所有参数的意义。他发现，当局部同时满足隐匿性拖带、短 PPI-VTCL 间期，合适的 S-QRS 及舒张中期电位等四个条件时，一次消融终止室速的成功率为 35％，但四个条件均不满足时，成功率仅为 4％。以上四个条件未能更完美地预测室速消融成功，可能由以下几个原因导致：①消融损伤不完全；②峡部过于宽大；③局部标测不够精细，未覆盖峡部全部。

综上所述，拖带标测对于确定室速折返环关键峡部具有很好的作用，但前提是患者的室速能够反复诱发且血流动力学稳定。有研究显示，这一类患者仅占总体的 10％。对于部位单形性，大面积心肌梗死室速来说，拖带标测是比较好的标测消融策略，可以通过应用抗心律失常药物减慢室速，同步心房起搏及主动脉球囊反搏等方法来提高应用的概率。

2.基质标测　对于大多数器质性心脏病患者来说，他们的室速因激动速率快或无法反复诱发，常规情况下无法标测；因此，对于这类室速，拖带标测无法应用。在心脏外科领域，通过梗死区的心内膜下切除可以减少 90％的室速发生。因此，一种基于外科手术的标测消融方式逐渐发展起来，进行心内膜"切除"及在瘢痕区同瓣环间创造传导屏障来去除室速。

Cassidy 等利用双极电压标测的方法，来识别梗死瘢痕区并判别潜在的室速基质。同时，可以借助比较核素心肌扫描显示的瘢痕区及心内膜低电压区域来更好地判断室速的瘢痕基质。动物模型研究显示，通过比较已知的心肌活动异常区域，双极电压大于 1.55mV 能较好预测正常心肌所在，其阳性预测值达 95％；小于 0.5mV 的区域预示着坏死心肌；介于 0.5～1.5mV 的区域提示瘢痕周边区。尸体解剖及在体标测也获得了类似的结果。需要注意的是，坏死心肌往往是非连续性的，其间分布着孤立的正常心肌细胞区域，这些孤立区域正是折返环关键峡部的组成部分。将术前核素扫描等图像同术中三维标测模型进行整合，可能对室速基质标测提供实时的有效信息。de Chillou 等通过室速基质标测研究发现，心梗后室速的平均峡部长度为 31±7mm，平均宽度为 16±8mm，跨越峡部的传导时间通常为室速周期的 57%～81%；除围绕二尖瓣的折返环外，多数位于间隔，前壁及后壁的峡部为垂直于瓣环的走行；连续的局部双电位提示峡部的封闭线，使折返环呈现"8"字环绕的形态。

外科心内膜下心肌切除可以去除室速基质的绝大多数组织，导管消融参照该方法，往往通过跨越整个低电压区形成线性消融、围绕瘢痕区边缘形成线性消融或连接瘢痕至瓣环来隔断缓慢传导区及关键峡部，因其产生的损伤不及外科心内膜切除彻底，故多数情况下，这种消融策略仅针对某一种室速形态。目前，很多研究者着力于改善基质标测的方法，以期更好地指导基质标测下的线性消融路径，如何确定瘢痕区及瘢痕内的缓慢传导区域及通道对于明确折返环、室速出口及关键峡部至关重要。围绕瘢痕区的完整起搏标测可以明确室速出口的位置，但需要注意的是，起搏标测显示与室速图形一致的区域可以距离实际室速出口达 2～3cm，所以起搏时应尽量应用较小的能量以减少误差。实际上，因垂直于瘢痕边缘的长消融线已经能足够破坏室速出口区的传导功能，且应用 S-QRS 间期亦能一定程度地帮助判别出口及峡部，所以起搏标测的特异性并不完美。电压标测可以为心肌存活程度提供直接的信息，同时通过调整等势电压图的阈值，瘢痕区内的狭长传导通道通常可以被显现。电位标测对基质标测同样提供有效的信息，因碎裂电位往往意味着局部存在细胞间传导功能障碍，所以在室速基质标测中无法提供特异性信息；相反，孤立电位及晚电位通常被看做是瘢痕内孤立的细胞团电活动所形成，他们通常孤立存在或延迟于 QRS

波甚至 T 波出现,伴随较高电压的远场电位。有研究指出,标测清晰的传导峡部通道内通常可记录到类似的电位,且外科成功切除心内膜区域治愈室速后,此类电位也消失。尽管目前尚无直接的证据证明孤立及晚电位代表室速折返环峡部,但仅针对这类电位进行室速消融的研究正在进行中,其作用将进一步被明确。

3.多形性室速触发灶的标测　　对于多形性室速来说,基质及拖带标测等传统电生理标测方法无法有效地实施。Haissaguerre 等通过研究发现,部分特发性室颤及多形性室速发生前均可观察到重复出现的相同形态的室早,这些室早通常起源于相对固定的区域,包括流出道及瘢痕周边区域等富含浦肯野电位的区域。完成以这些室早为基础的消融后,ICD 长时间随访未发现恶性心律失常的复发。目前为止,仅有少数特发性室颤及多形性室速患者可以通过电生理标测及消融进行有效的治疗。

五、器质性室速的消融

通过较小的电极进行基质、起搏及拖带标测往往可以获得更准确的结果,但 4mm 等较小的电极获得的消融损伤面积较小,特别是在瘢痕内部进行消融时,损伤效果更差。所以,应用盐水灌注消融导管进行室速消融是一个很好的技术进展,常规温控灌注导管设置为:50W,40~45℃,过高的温度容易引起血凝块的形成影响消融效果。同常规导管相比,灌注导管能获得更大的消融面积;8mm 导管同样可以获得较大的消融面积,但需要更高功率的射频仪来驱动,同时,更大的电极头可能导致标测的不精确性。

通常,消融在室速持续下进行,以观察靶点消融的效果。消融中室速的终止可以提示消融靶点的有效性,但室速的突然终止及快速的心率可能导致导管的移位,提高了消融的难度;同时,消融中室速的终止并不等同于室速的治愈。消融结束后,需进行局部起搏来验证消融位点是否彻底毁损,通常 10mA 刺激无法起搏局部心肌可判定局部消融有效,同时可以通过局部诱发判断室速消融是否成功。有些研究者认为,手术结束前的程序性诱发更加有效,因手术麻醉及局部心肌功能恢复可能会影响诱发的效果。对于基质标测而言,一般设定垂直于传导通道的消融线,或沿整个瘢痕区边缘进行平行的线线消融。

室速消融治疗策略的有效性目前还尚不明确,多数研究均显示了较高的急性期有效性,成功率通常为 67%～96%,不同研究人选的标准不同及难以进行随机研究可能是成功率存在差异的原因。同时,较长时间的随访也显示,部分患者存在室速的复发及新室速的发生,室速复发率在 30%～46%,因此部分研究者建议应针对术中能诱发的全部室速形态进行全面的消融。另一个影响手术长期结果的因素是抗心律失常药物的应用,术后持续应用胺碘酮(商品名:可达龙)的患者的复发率仅为停药患者的一半,所以抗心律失常药物的作用不能忽视。同时长期的观察还发现,随着随访时间的延长,出现全因死亡的患者人数逐渐增加,可能与基础心脏疾病进展相关,但建议消融术后植入 ICD 预防患者术后发生因恶性心律失常复发引起的 SCD。以基质标测为基础进行的室速消融,明显地减少了患者术后室速的发作次数及 ICD 的放电,甚至使部分患者不再出现室速的发生。同时少量研究显示,大范围的室速基质消融并未造成心室功能的明显恶化。对于因一级预防植入 ICD 患者,SMASH-VT 研究通过预防性的室速消融,有效地减少了接受室速消融组患者的室速发生。

器质性室速消融是一项难度较大的手术,术中可能出现室速无法诱发、无法血流动力学耐受的快速室速及消融能量释放效率差等问题。尽管目前应用的三维标测系统可以快速地定位室速的最早激动起源点,但因心脏瘢痕区域的复杂性,效果还并不完美。部分室速起源点或关键峡部可能位于心内膜深层或心外膜,如 Chagas 心肌病等,基于心外膜的室速标测及消融策略才能获得室速的有效消融。同时,器质性室速患者本身具有心肌疾患,手术的并发症及风险较其他消融手术明显加大。术前需谨慎评估患者的耐受性、手术难度及可能的成功率。术中需谨慎注意如：卒中、冠状动脉栓塞、冠状动脉损伤、瓣膜机械性损伤、心源性休克及猝死等并发症的发生，加强术前与患者的沟通及围术期的观察和治疗。

六、小结

对于心肌梗死后反复发生室速的患者而言，此类室速患者常反复接受 ICD 放电且抗心律失常药物无效，器质性室速的消融具有重要的意义。但这一消融手术存在较大的风险和技术难度，实施的医生应具备丰富的消融手术经验及熟练的理论及导管操作技术。目前，器质性室速消融能够较为有效地治愈或减少临床室速的发生，但因器质性心肌病变本身进展，可能导致新的心肌瘢痕及室速的发生，因此室速消融应作为 ICD 植入的辅助性治疗。未来的研究应着重于针对病变的进展可能造成的问题进行开展，希望随着技术及对室速认识的不断进步，真正意义上的室速基质消融能够获得进步以有效治疗临床室速及消融后新生室速。

参考文献

1.侯应龙,霍勇.心血管病患者介入诊疗须知.北京:人民军医出版社,2014

2.张孝忠.心血管疾病介入治疗专家答疑.北京:军事医学科学出版社,2010

3.马爱群,王建安.心血管系统疾病.北京:人民卫生出版社,2015

4.唐发宽,李俊峡,曹雪滨.心血管疾病介入技术.北京:人民军医出版社,2015

5.张雅慧.心血管系统疾病.北京:人民卫生出版社,2015

6.严静.高血压及相关疾病防治指南实践指导手册.浙江:浙江大学出版社,2014

7.卢才义.临床心血管介入操作技术(第2版).北京:科学出版社,2009

8.郝云霞,赵京媚,李菀,李庆印,赵冬云,刘焱,孙羽,范秀云,卞瑾,张昆,吕蓉,张辰.心血管介入患者的安全转运与交接.中国护理管理,2013,13(11):8-12

9.吴朝丽,谢叻,神祥龙,周朝政.心血管介入虚拟手术力反馈技术.医用生物力学,2014,29(04):88-94

10.刘伟宾,黄连军,郭久芳,肖颖,徐卫星,任献玲,邱威,赵培源,杨博鑫,李军,王金.心血管疾病患者在介入诊疗过程中辐射剂量分析.介入放射学杂志,2014,23(11):941-944

11.霍勇.心血管介入诊疗技术再推广,再规范.中国介入心脏病学杂志,2015,23(01):1

12.刘莹,孙宁,闵英,邵丹,彭岩松.心血管介入治疗围术期护理流程管理的实践.实用临床医药杂志,2015,19(16):126-128

13.李俊峡.心血管疾病介入治疗发展概述及展望.解放军医药杂志,2012,24(09):1-6

14.王智,邱林,龚艳君,杨帆,洪涛,霍勇.冠心病患者冠状动脉介入治疗前后血浆高敏C反应蛋白水平的变化及其与主要不良心血管事件的关系.中国动脉硬化杂志,2016,24(11):1104-1108

15.胡盛寿,潘湘斌,常谦.常见心血管疾病经外科途径进行介入诊疗的专家共识.中国循环杂志,2017,32(02):105-119